やってみようよ！続 心電図

HOW・WHY・WHAT
あなたなら、どう読む？
心電図50例
どう読む？ なぜ、そうなる？
診断・治療は？

SELF ASSESSMENT
セルフ・アセスメント
あなたの実力を
試してみませんか？

髙階經和

インターメディカ

再び、この本を読まれる皆さんへ

大阪大学講師・髙階国際クリニック院長
髙階經和

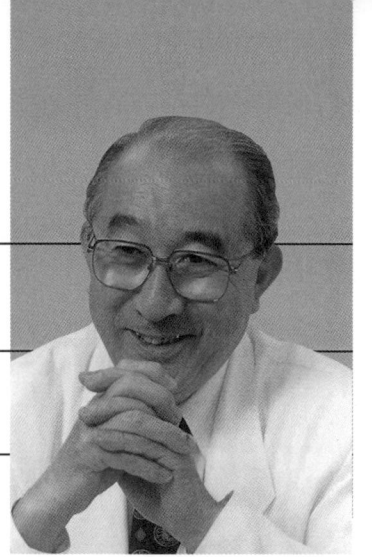

　昨年の秋に「やってみようよ！ 心電図」を出版しましたが、読者の皆さんから大好評をいただき、短期間に再版を重ねました。

　また同時に、多くの読者の方々から「1枚の心電図を前にしたときに、どうやって読んでいけばいいのか？ なぜ、そのような診断に結びつくのか？ という考え方のプロセスを詳しく解説してほしい」というご要望がありました。

　確かに、初めて心電図を読む方に限らず、長年、心電図は読みなれている方でも「おやっ、この心電図は、いったい、どうなっているのだろうか？」と、ふと考えてしまうときがあるに違いありません。

　「やってみようよ！ 心電図」の序文にも書きましたが、心電図とは、心臓という臓器が私たちに語りかけている電気的な言葉、「臓器の語る言葉(organ language)」を心電計という機械に記録したものです。心電図とはもっと的確にいえば、「電気生理学的言語(electrophysiological language)」を解析するための記録図ということになります。

　地球上のどんな生物でも心臓を持っているものはすべて、一心拍ごとに心臓から微小な電気を発生させています。カエルの心臓だってそうです。もちろん、ネズミや猫、犬そして大型の哺乳類、イルカや鯨でさえも心電図を記録しようと思えば記録することができるのです。

　心臓には右心房の上に「洞結節」という自働中枢があり、自働的にある固有のリズムで約1ミリボルトの電気を発生させていることは、すでにご存知の通りです。心臓は、確かに一生休むことなく動いている臓器ですから、極めて耐久性に優れた臓器ですね。

　1枚の心電図を見た場合「これは正常範囲だ」と判定されるのは、ちょうど人それぞれの顔かたちが異なるように、心電図所見も個人によってP波、Q波、RS波、T波などの波形や、時間的に見たPR間隔、QRS群、QT間隔に微妙な差があるからです（詳しい説明は「やってみようよ！ 心電図」を参照してください）。これらの値が正常であれば、はじめて「この心電図は正常範囲だ」と判定されるのです。

私の長年の友人に、イギリス人の医師がいます。この先生は、心電図所見に疑問があるときは必ず、心電図のコピーを私にFAXで送ってきます。いつも私に「では、この心電図をどう(how)、読んでいくのか？」「この心電図は、なぜ(why)、このようになるのか？」「基礎疾患から、どんな(what)、疾患が考えられるのか？」という質問をして、私に意見を求められます。
　この先生と付き合っていて、いつも、イギリスの医学教育で私たちが見習わなければならないと感じることは、臨床の基本である診断手技に忠実であるということです。これはアメリカの医学教育にも通じるものであり、私が40数年前に臨床心臓病学を勉強したときも、今も変わっていません。

●

　患者さんの外観や、態度や風貌からどういった疾患があるのかを見抜く臨床訓練は、あたかもシャーロック・ホームズ探偵のような推理と洞察力が必要となります。病歴も十分聞かず、聴診はおろか診察もしないで、いきなりCTスキャンや心エコー図をとるような、安易な患者さんへのアプローチの方法は、あたかも階段を登るときに1段目や2段目の踏み段を飛ばして登っているようなもので、うっかりすると階段を踏み外してしまいますね。
　この1段ずつ階段を登っていくという動作に例えられる、基本に忠実な手順を踏んでいく訓練と自己学習の方法を身につけることが、臨床の現場ではいちばん大切なことではないでしょうか？　この方法は、医学がいかに進歩しようが変わることはありません。これが世界に通用する臨床医学にほかなりません。

●

　今回の「続・やってみようよ！心電図」では、クリニックの外来でとられた心電図をもとに、読者の皆さんがどうやって心電図を読んでいくのか、また、それぞれの症例にはどんな背景や病歴があるのか、そして、1枚の心電図から考えられる可能性のある疾患を考えながら話を進めていきましょう。
　この本は専門家の方々のためではなく、心電図に興味を持っている方々のために書かれたもので、日常臨床でよく遭遇する心電図を中心にして解説を行っています。初めは比較的簡単なケースからスタートしますが、外来ではどんな症例が次にくるのか予想がつきません。皆さんもクリニックの外来で症例を見ている気持ちで心電図を読んでください。
　そして、最後に、セルフ・アセスメントとして問題を出しておきました。1題ずつ自分のペースに合わせて進んでください。巻末に正解の解説をしておきましたので、参考にしてください。何事にも興味を持つことが大切です。**腕に自信のある方は、このセルフ・アセスメント（P.120）から始めてみませんか？**
　では、皆さん。「やってみようよ！心電図」と同様、新しい心電図の読み方である「どうして？　なぜ？　そして何？（HOW？ WHY？ and WHAT？）」にチャレンジしてみませんか？　きっと心電図がもっと身近なものになることでしょう。

2003年　秋

続・やってみようよ！心電図 目次

再び、この本を読まれる皆さんへ 2
心電図の波形 6
心電図の読み方 7

PART [1]
HOW・WHY・WHAT
あなたなら、どう読む？　心電図50例
どう読む？　なぜ、そうなる？　診断・治療は？

Q1	この心電図のリズムは正常ですか？	10
Q2	この心電図のリズムは？	12
Q3	この心電図のリズムは？	14
Q4	V$_5$・V$_6$のST-T波は何を表していますか？	16
Q5	第Ⅰ誘導のST-T波は？	18
Q6	V$_5$・V$_6$のST-T波は何を意味しますか？	20
Q7	この心電図のQT間隔は？	22
Q8	この心電図の診断は？	24
Q9	この心電図の診断は？	28
Q10	この心電図で考えられる臨床診断は？	30
Q11	発作時の心電図は何でしょうか？	32
Q12	この心電図のPR間隔は？	36
Q13	第Ⅱ誘導、第Ⅲ誘導、aV$_F$に見られるP波は？	38
Q14	この心電図のリズムは？	40
Q15	この心電図のリズムは？	42
Q16	この心電図のリズムは何でしょうか？	44
Q17	この心電図のQRS波は？	46
Q18	この心電図のリズムは何でしょうか？	48
Q19	この心電図の鋸歯状の波形は？	50
Q20	ときどき見られる幅広いQRS群は？	52
Q21	ときどき見られる幅広いQRS群は？	54
Q22	この幅広いQRS群は何でしょうか？	56
Q23	第Ⅲ誘導、aV$_F$に見られる深いQ波は？	58
Q24	V$_1$、V$_2$に見られるQRS群の波形は？	60
Q25	この心電図のQT間隔は？	62
Q26	この心電図の診断は何でしょうか？	64

Q27	V₂におけるST部分の上昇は?	66
Q28	このQRS群は何を表しているのでしょうか?	68
Q29	この心電図のリズムは何でしょうか?	70
Q30	この心電図のリズムは何でしょうか?	72
Q31	この心電図のQRS群は?	74
Q32	この心電図の波形は?	76
Q33	この心電図のPR間隔は?	78
Q34	この心電図のP波は?	80
Q35	この心電図のリズムは?	82
Q36	臨床で、いちばんよく使われるモニター電極は?	84
Q37	V₂～V₅までのST部分は、a,bの心電図を比較してどうでしょうか?	86
Q38	胸部誘導のQRS群は、何を表しているのでしょう?	90
Q39	この心電図のQRS群は?	92
Q40	このケースのQRS群の幅は?	94
Q41	この心電図の診断は?	96
Q42	この心電図の診断は?	98
Q43	この心電図の診断は何でしょう?	100
Q44	この心電図のQRS群の幅は?	102
Q45	この心電図の診断は?	104
Q46	この心電図のQRS群の波形は?	106
Q47	この心電図のQRS群の波形は?	108
Q48	この心電図のQRS群の振幅は?	110
Q49	この心電図のP波は何でしょう?	112
Q50	この心電図のV₁～V₂の波形は?	114

PART[2]
SELF ASSESSMENT
セルフ・アセスメント
あなたの実力を試してみませんか?

セルフ・アセスメントにトライする前に	118
セルフ・アセスメント①	120
セルフ・アセスメント②	124
セルフ・アセスメント③	129
セルフ・アセスメント④	134
セルフ・アセスメント⑤	140
セルフ・アセスメント 解答	144

あとがき ... 149

【心電図の波形】

- 脊椎
- 左房
- 右房
- 左室
- 右室
- V1, V2, V3, V4, V5, V6

右室側の情報　左室側の情報

左室側の情報　右室側の情報

移行帯
（電気的に見た心臓の中間点）

PR, P, QRS, R, ST, Q, S, T, U, QT, 基線, P-P, R-R

PAGE-6 ●続・やってみようよ！心電図

【心電図の読み方】心電図が正常かどうかをみるために、次の項目をチェックします

① **較正曲線**
1mV＝10mm（1/2の場合は1mV＝5mm）

② **心拍数**
60〜100回/分（高齢者では50回前後/分でも正常）

③ **リズム**
正常洞リズム（P-P,R-R間隔が等しい）

④ **PR間隔**
0.12〜0.20秒

⑤ **P波**
第Ⅱ誘導で高さは2.5mm以内、幅は0.09〜0.11秒

⑥ **QRS群**
幅は0.06〜0.10秒、R波の高さは第Ⅰ誘導で11mm以内、第Ⅱ誘導で16mm以内、V_5で26mm以内

⑦ **QT間隔**
0.32〜0.40秒

⑧ **平均電気軸**
0°〜+90°の範囲内

⑨ **胸部誘導におけるR波の増高**
V_1〜V_5まで徐々に増高する

⑩ **異常Q波**
深さ5mm以上でR波の1/4以上、幅0.04秒以上

⑪ **ST部分**
正常では基線上にある

⑫ **T波**
T波の高さはP波の1.5倍、R波の1/2〜1/8である

⑬ **U波**
U波はV_2でもっともよく見られるが、正常ではT波の1/2を越えない
（動脈硬化や電解質障害により、QT間隔の延長に伴ってU波が増高しているかどうかを見る）

あなたなら、どう読む？
心電図50例

**どう読む？ なぜ、そうなる？
診断・治療は？**

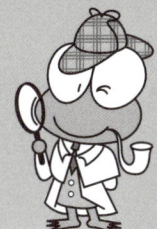

HOW・WHY・WHAT

PART[1] HOW・WHY・WHAT

Q1 この心電図のリズムは正常ですか？

A. 正常　B. 洞不整脈　C. 心房早期収縮

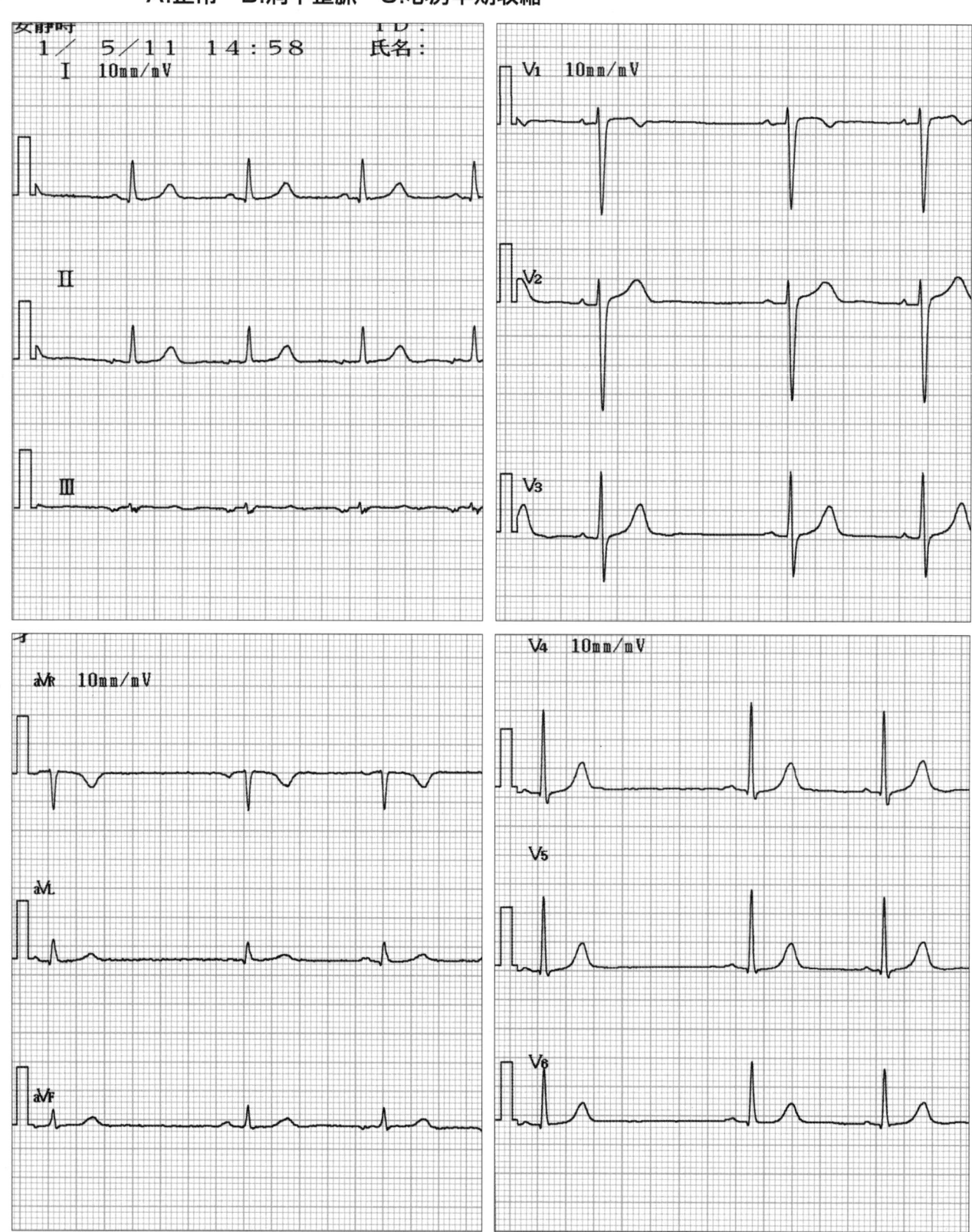

CASE-1
65歳の女性。20年前に胃潰瘍で手術。ときどき動悸を感じる。

HOW

①**較正曲線**：1mV = 10mm

②**心拍数**：75〜54回/分（平均66回/分）

③**リズム**：不整（心周期は変わらないが、心拍により変動）

④**PR間隔**：0.16秒

⑤**P波**：第Ⅱ、Ⅲ誘導で陰性、幅0.08秒、高さ1mm

⑥**QRS群**：幅0.08秒、形は正常

⑦**QT間隔**：0.36秒

⑧**平均電気軸**：第Ⅰ誘導で+6mm、第Ⅲ誘導で0→+30°

⑨**胸部誘導におけるR波の増高**：正常

⑩**異常Q波**：なし

⑪**ST部分**：正常（上昇も下降もない）

⑫**T波**：正常（R波の1/2〜1/8の間）

⑬**U波**：見られない

WHY

このケースは、現在65歳の女性です。今から20年前の45歳のとき、胃潰瘍のために手術を受けた以外は、これといった病気をしたことがありません。

ところが、**受診2か月前から、ときどき動悸**を感じるようになり、精密検査を受けるためにクリニックに来られました。

初診時には血圧110/70mmHg、心拍数は1分間約66回でした。聴診上、特に心雑音も聴かれませんでしたが、**橈骨動脈を触診すると不整脈**のあることがわかり、その時にとったのが、この心電図です。

さて、皆さん。おわかりでしょうか？

リズムの不整は一見して「洞不整脈」です。心周期は変わりませんが、心拍により54〜74回/分と変動していることがわかります。

洞不整脈は、まったく正常の自律神経反射であり、

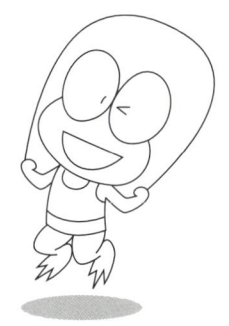

小児期にはよく見られるものです。治療の必要はありません。

成人、特に女性に見られることがありますが、抗不整脈剤は使わず、**精神安定剤を少量処方**すればよいと思います。

WHAT

皆さん、もうおわかりのように、クイズの答えはB.の**「洞不整脈」**です。

一般的にいいますと、直ちに治療を必要とする不整脈はわずかに5%。病院のICUやCCUに入院してくるケースがこれに相当します。

残りの95%は外来で見られるものが大半で、すぐには治療を必要としません。

まず、患者さんの**動悸**や**頻脈**あるいは**徐脈**の訴えのほかに、**胸痛**の有無や**焦燥感**、さらに**呼吸困難**の有無を確かめてください。

心電図
初に勉強
する人は
毎日続け
学ぶ習慣

■**心電図診断**：洞不整脈

Q2 この心電図のリズムは？
A. 正常洞リズム　B. 洞頻脈　C. 心房頻拍

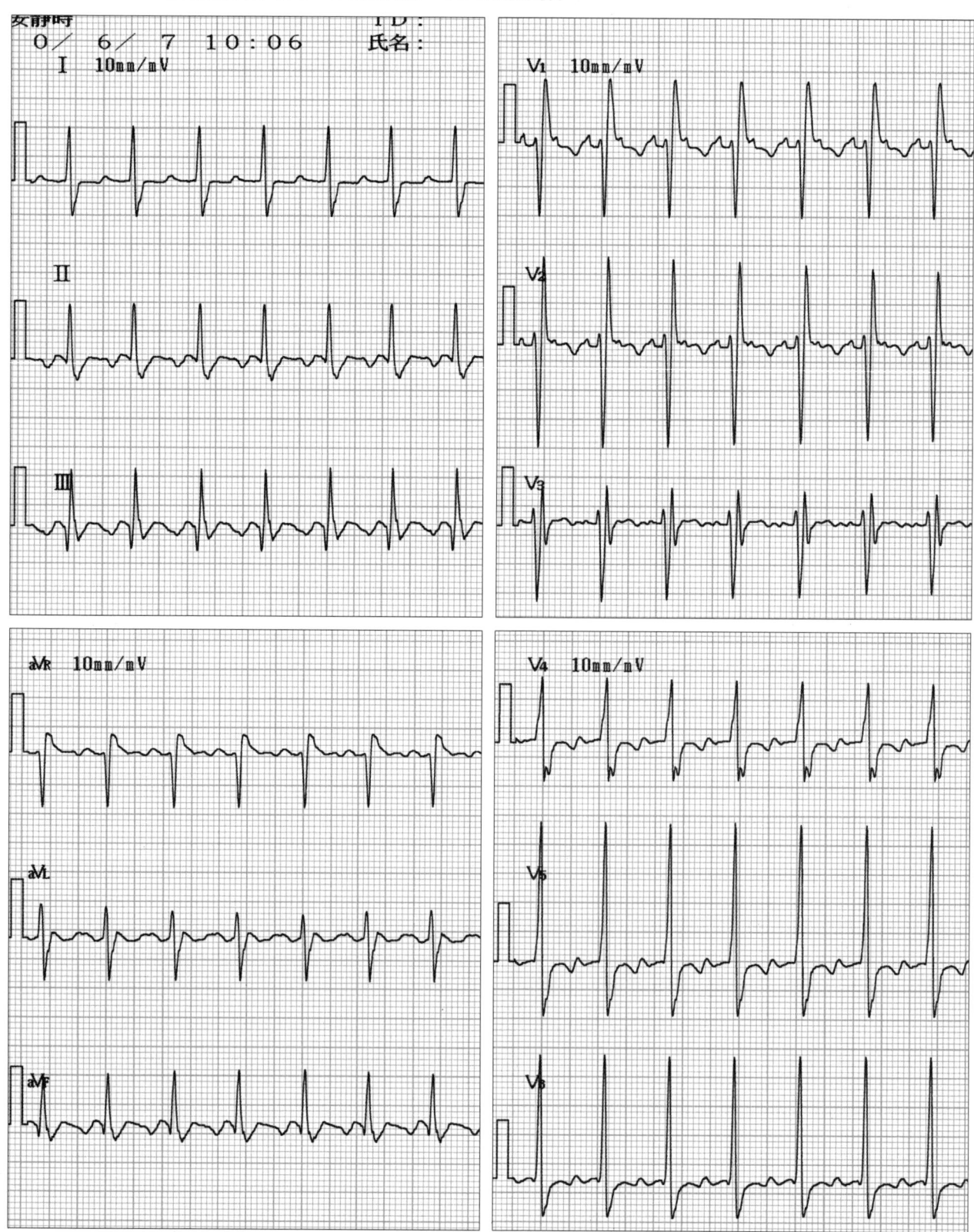

CASE-2
64歳の男性歯科医。10年前から頻脈が続いている。

HOW
① 較正曲線：1mV = 10mm
② 心拍数：129回/分
③ リズム：正常（P-P=R-R）
④ PR間隔：0.16秒
⑤ P波：第Ⅱ、Ⅲ、aV_F誘導で陰性
⑥ QRS群：幅0.11秒、形は不完全右脚ブロック
⑦ QT間隔：0.32秒
⑧ 平均電気軸：第Ⅰ誘導で+3mm、第Ⅲ誘導で+6mm →+70°
⑨ 胸部誘導におけるR波の増高：V₁でR′が高く、V₃で小さくなり、再びV₄・V₅と増高
⑩ 異常Q波：第Ⅲ誘導で見られる
⑪ ST部分：正常
⑫ T波：強度の陰性化（脚ブロックによる二次的変化）
⑬ U波：見られない

WHY
一見して、**著明な頻脈**が見られますね。
このケースの心拍数は129回/分で、P波がQRS群の前に見られ、P-P=R-R間隔であることから、**リズムは整**。
ただ、P波が第Ⅱ・Ⅲ誘導とaV_Fで陰性であるということは、**心房のペースメーカー（自働中枢）が右心房下部**にあると考えられます。
また、胸部誘導の右室側（V₁～V₃）でrSR′（M型あるいはW型）を示し、**不完全脚ブロック**があります。
さらに、V₁～V₆のR/S比から、**右室肥大**が考えられます。
一般に、リズムが整で頻脈になる原因は、① **精神的・肉体的緊張や興奮** ② **発熱** ③ **甲状腺機能亢進** ④ **発作性上室性頻拍** ⑤ **速い房室接合部性リズム** ⑥ **速いレートの心房粗動** ⑦ **心室頻拍**などが挙げられます。
頻脈を見た場合には、まずは**P波の有無を確かめること**です。P波が見られた場合は、心筋梗塞の発作や急性心不全を起こしていない限り、すぐに治療の必要はありません。

右心房下部にペースメーカー

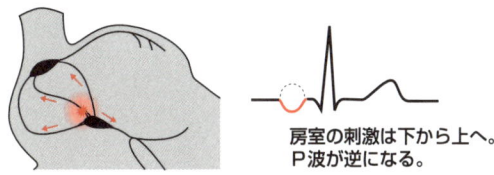
房室の刺激は下から上へ。
P波が逆になる。

WHAT
よく病歴をうかがうと歯科医師としての日常業務のほかに、学会の理事などで**かなり精神的緊張を強いられたのが発作の契機**になったようです。
血圧は絶えず100～150/110mmHg前後で、糖尿病を10年前から指摘されています。各地の大学病院などで検査や治療を受けても、いっこうに頻脈が治らず、知人の紹介で私のクリニックに来られました。
高血圧、糖尿病もあることからβ-ブロッカーのテノーミン錠50mgを1錠/日で治療を開始しました。2週間後に受診されたときも、相変わらず血圧が150/100mmHgであったため、**テノーミン錠50mgを2錠/日に増量**しました（またはメインテート錠5mg、ロプレソール錠20mgなど）。
その1か月後の受診時には、血圧140/85mmHg、心拍数90回/分となり、**β-ブロッカーが非常に有効**だったようです。
したがって、診断名はB.の「**洞頻脈**」。しばらく定期的に拝見するうちに病状も治まり、現在は近くの循環器専門医で治療を継続しておられます。

■**心電図診断**：洞頻脈

Q3 この心電図のリズムは？

A.正常洞リズム　B.洞徐脈　C.洞房ブロック

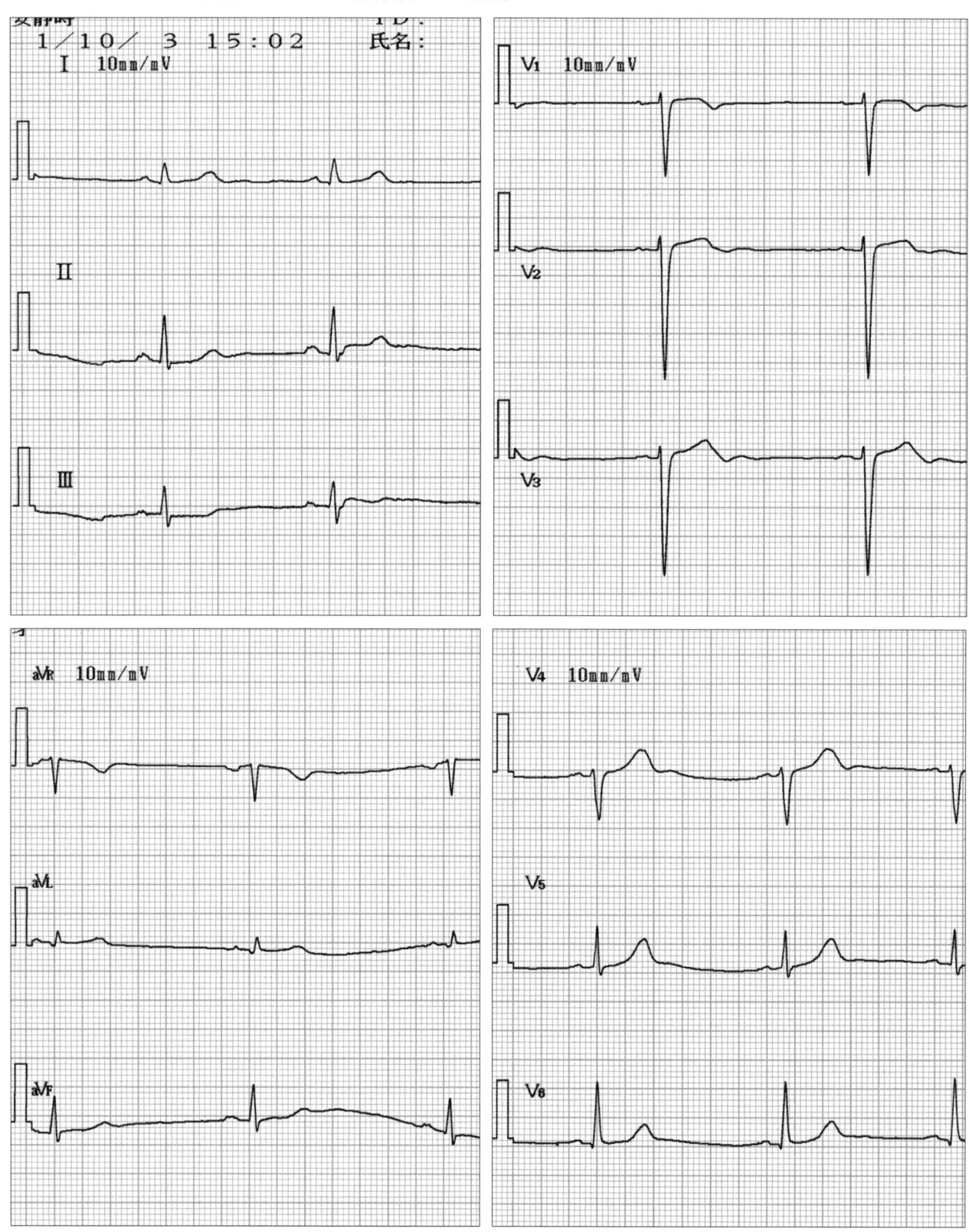

CASE-3
53歳の白人女性。特に訴えはない。

HOW

①**較正曲線**：1mV＝10mm

②**心拍数**：44回／分

③**リズム**：整（P-P＝R-R）

④**PR間隔**：0.16秒

⑤**P波**：第Ⅱ誘導で高さ1mm、幅0.12秒

⑥**QRS群**：幅0.08秒、R波の高さ／第Ⅰ誘導で4mm、V₅で7mm

⑦**QT間隔**：0.47秒（延長）

⑧**平均電気軸**：第Ⅰ誘導で＋3mm、第Ⅲ誘導で＋1mm →＋42°（胸部誘導のR波の増高から、心臓の長軸に対して時計軸回転していることがわかる）

⑨**胸部誘導におけるR波の増高**：R波はV₄まで低く、V₅で急に高くなっている

⑩**異常Q波**：なし

⑪**ST部分**：正常

⑫**T波**：正常

⑬**U波**：V₂・V₃で低いU波

WHY

前のケースと比べて、**非常に脈が遅い**ですね。心拍数は44回／分ですが、脈拍によってかなり変動しています。

一般には**脈拍数が遅くなればなるほど、リズムは不整になりやすい**のです。おそらく、自律神経のペースが心拍によって変わるからでしょう。

この方は、私の友人のイギリス人の医師から紹介されて来られました。「脈が遅い」というのが自分でも気になっているとのことです。

特に自覚症状もなく、体格は身長が175cm、体重が80kgと太りぎみ。身体所見にはまったく異常はなく、血圧も120/80mmHg。胸部レントゲン、心エコー図も正常でした。

学生時代からマラソンの選手で、10年前まで走っていたということです。

では、なぜ、この方の脈拍数はこのように遅いのでしょうか？

それは、長年、長距離ランナーとして訓練された、いわゆる**スポーツ心**であることが原因と考えられます。

WHAT

この方の心電図診断は、B.の「洞徐脈」です。

ただ脈拍が遅いというだけで、人工ペースメーカーの適応にはなりませんね。

よく病歴を聞けば、この方がスポーツ・ウーマンであることがわかり、スポーツ心という診断を得ることができます。

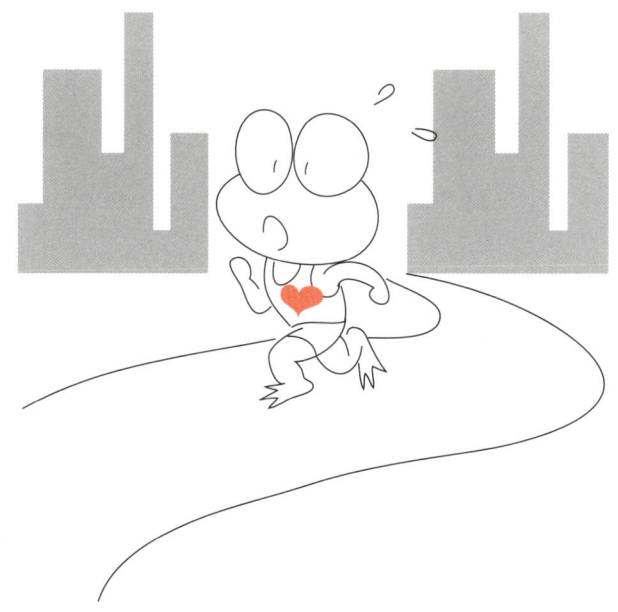

■**心電図診断**：洞徐脈

Q4 V₅・V₆のST-T波は何を表していますか？

A. 左室収縮期負荷　B. 右室肥大　C. 心房拡大

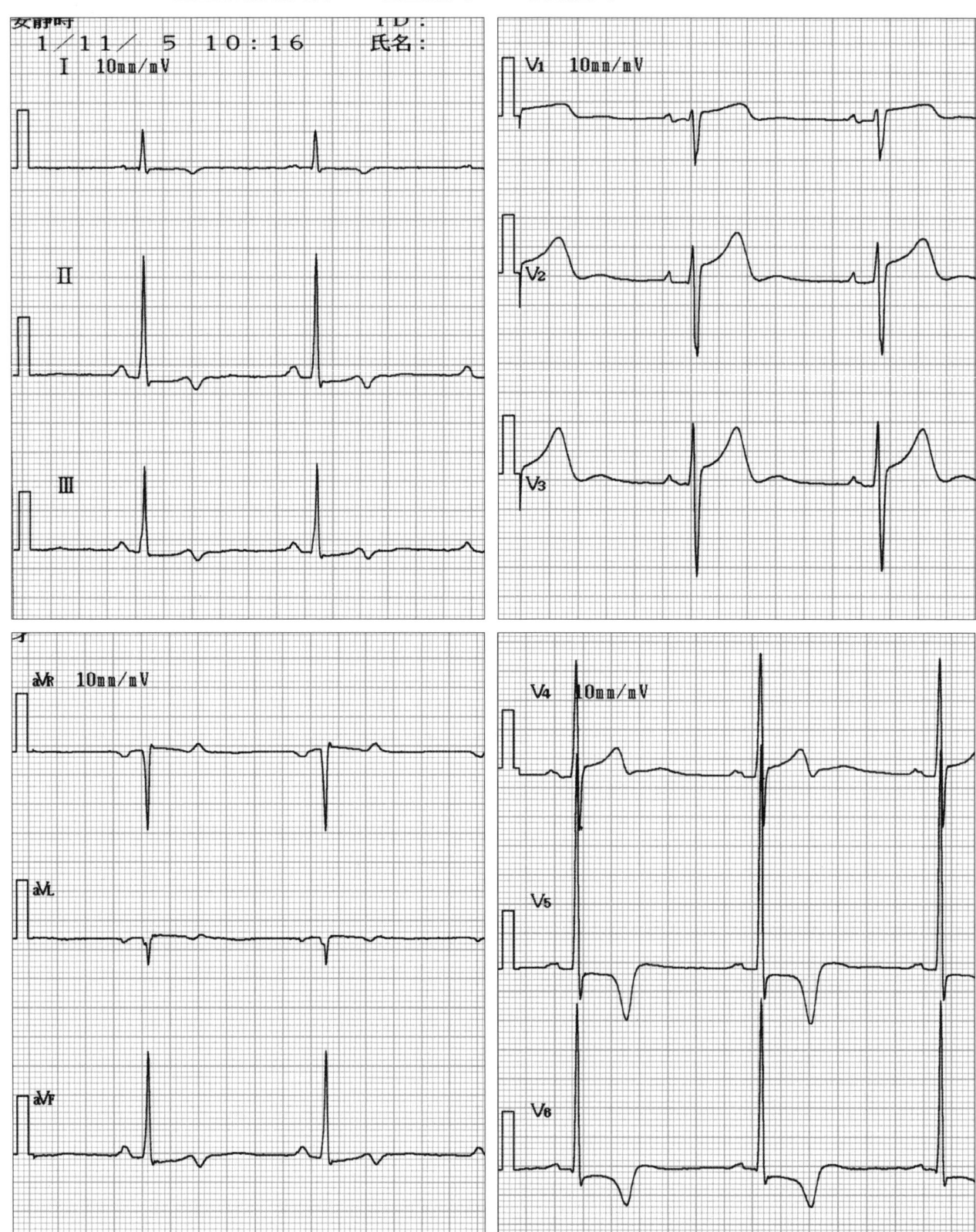

CASE-4
56歳の男性。1年前から心電図異常を指摘された。

HOW

① 較正曲線：1mV＝10mm

② 心拍数：47回／分

③ リズム：整（P-P＝R-R）

④ PR間隔：0.18秒

⑤ P波：第Ⅱ誘導が高さ2mm、幅0.10秒

⑥ QRS群：幅0.11秒、R波の高さ／第Ⅰ誘導で6mm、第Ⅱ誘導で22mm、V_5で37mm

⑦ QT間隔：0.50秒（延長）

⑧ 平均電気軸：第Ⅰ誘導で+6mm、第Ⅲ誘導で+13mm →+63°

⑨ 胸部誘導におけるR波の増高：問題なし

⑩ 異常Q波：なし

⑪ ST部分：第Ⅱ誘導、V_5、V_6で2mm下降

⑫ T波：第Ⅱ・Ⅲ誘導、aV_F、V_5〜V_6で陰性（第Ⅱ・Ⅲ誘導で二相性）

⑬ U波：V_2・V_3で低いU波

WHY

このケースも脈が遅いですね。

それよりも目立った所見は、QT間隔が延長し、第Ⅱ誘導、aV_F、そしてV_5のR波が極端に高くなっていること。ST部分もこれらの誘導で下降し、T波も陰性になっている点です。病歴を聞くと、約1年前から高血圧（170/100 mmHg）と心電図異常を指摘されていました。

診察所見では身長160cm、体重56kgのやや小柄な方ですが、日常生活には今まで問題がなかったということです。食事には自分で気をつけ、3日に1度は1時間くらいのジョギングをしています。ときたま、左胸の辺りがチクチクすることがあったそうです。

病歴と心電図所見から、まず考えられることは、高血圧が1年前よりもずっと以前からあったのではないか、ということです。普通、心電図に変化が表れるのは、高血圧が数年持続してからです。

心エコー図では、心室中隔が15 mmと肥厚しています。現在も、年2回の定期検査では著変が見られません。

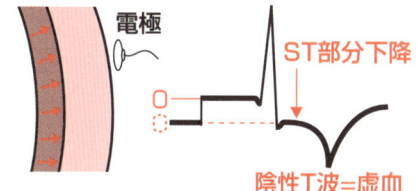

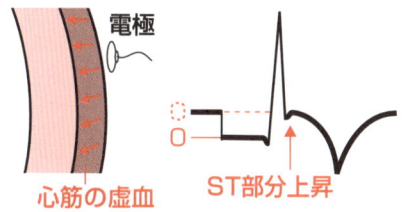

※左室肥大により収縮期に負荷がかかり、部分的に血液の供給量が減る。

WHAT

おそらくこの方の心電図異常は、「高血圧性心疾患による左室収縮期負荷で起こった心室中隔肥厚」によると考えられます。つまり、クイズの答えはA.。

初診時から血圧の管理を行い、カルシウム拮抗剤のヘルベッサーRカプセル100mg1カプセル／1日、心筋賦活剤のコエンザイム（ノイキノン錠10mg）と代謝性剤のATP錠20mgを各3錠服用しています（またはアダラートCR錠など）。

1か月目には、自宅での血圧が130〜140/70〜80mmHgとなり、自覚症状もすべてなくなりました。

■心電図診断：洞徐脈＋左室肥大（収縮期負荷）

Q5 第Ⅰ誘導のST-T波は？

A.正常　B.左室収縮期負荷＋側壁心筋虚血　C.心筋梗塞

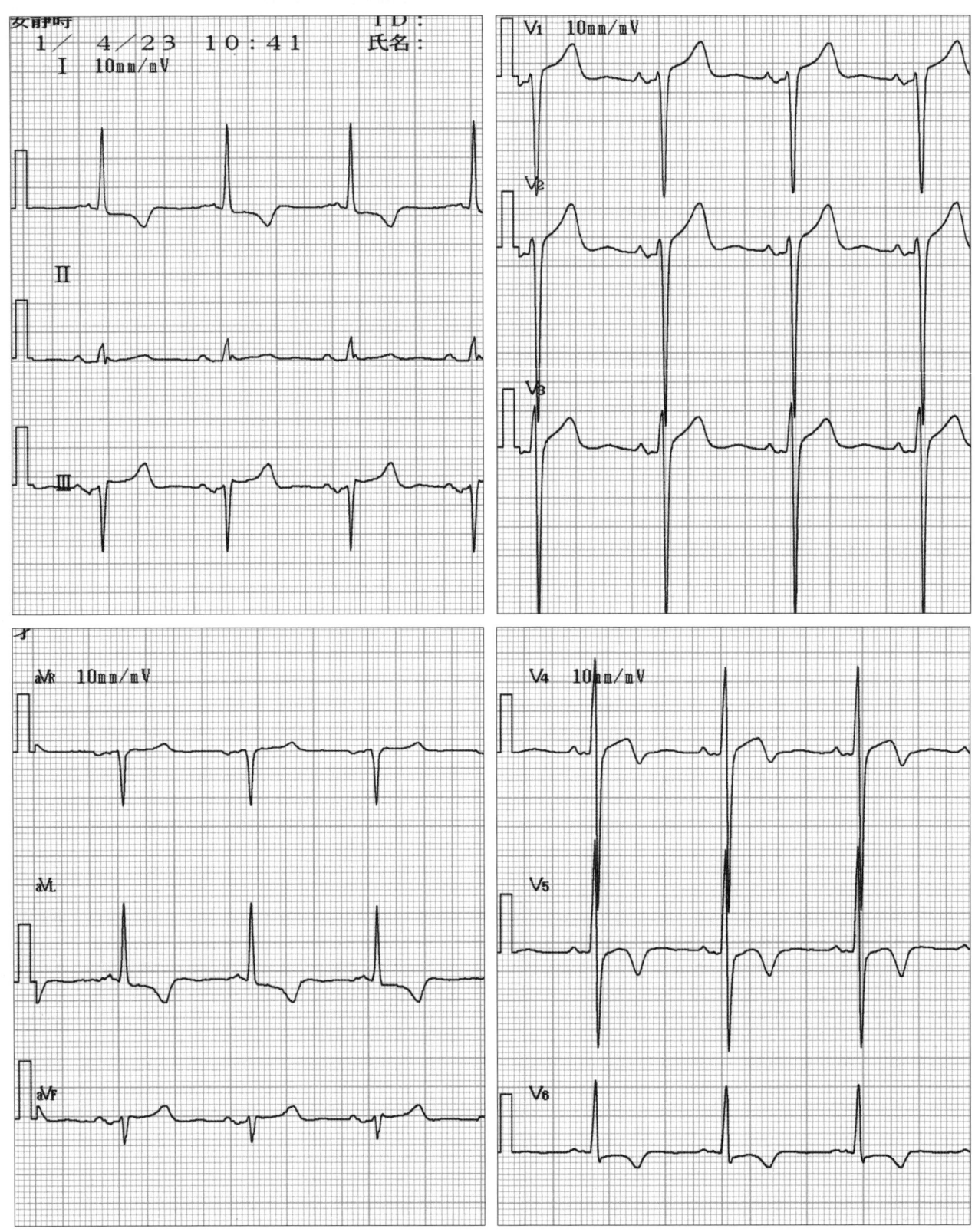

CASE-5
78歳の男性。15年前から高血圧を指摘されている。

HOW

① 較正曲線：1mV = 10mm

② 心拍数：65回/分

③ リズム：整（P-P=R-R）

④ PR間隔：0.16秒

⑤ P波：第Ⅱ誘導で高さ1mm、幅0.12秒、第Ⅲ、aV_Fでは二相性

⑥ QRS群：幅0.10秒

⑦ QT間隔：0.42秒

⑧ 平均電気軸：第Ⅰ誘導で+13mm、第Ⅲ誘導で－11mm→－22°（左軸偏位）

⑨ 胸部誘導におけるR波の増高：問題なし

⑩ 異常Q波：第Ⅲ誘導とaV_Fで深いQ波

⑪ ST部分：第Ⅲ誘導とaV_Fで1mm上昇、V_1～V_3でも2mm上昇

⑫ T波：第Ⅰ誘導、aV_L、V_4～V_6で陰性化

⑬ U波：V_2・V_3で低いU波

WHY

この方は、15年前に初診で来られる6か月前に、冷たい空気を吸いこんで50mほど歩いたとき、急に左胸部に押さえられるような痛みを感じたということです。受診の前日も庭を掃くと、左胸に少し変な感じを覚えました。

約10年前から高血圧を指摘されており、初診時の**血圧も180/110mmHg**。聴診すると、心尖部にⅣ音が聴かれ、Ⅱ音＞Ⅰ音でした。心雑音はありません。

高血圧のため、近くの診療所で治療を続けておられました。高血圧を指摘されてから、塩辛いものは控えておられます。

心電図を見ると、**第Ⅰ誘導とV_6のST部分の下降**とT波の陰性化、そしてP波の幅（時間）が広く、第Ⅲ誘導とaV_Fで二相性であり、QT間隔も0.42秒と少し延長しています。

第Ⅰ誘導とV_6のST部分が下降し、**T波の陰性化**が見られるため、**左室側壁の心筋虚血**を示しています。しかし、Q波は見られません。

前著「やってみようよ！心電図」で繰り返しお話ししたように、**ST部分の上昇、T波の陰性化は急性心筋梗塞**を表しているのです。

心筋梗塞の3原則

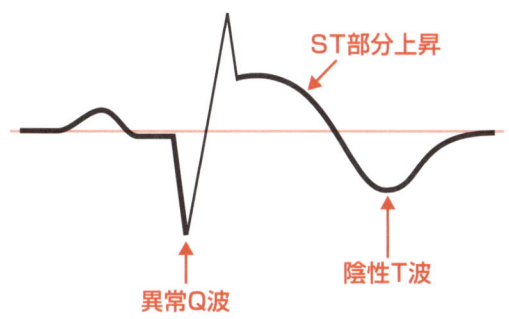

WHAT

これらの所見と病歴を統合すると、CASE-4の症例と同様「**高血圧による左室肥大（収縮期負荷）**」と「**側壁の心筋虚血**」と考えられます。クイズの答えは、**B**。初診以来15年が経過しましたが、冠動脈拡張剤のペルサンチン錠25mg、心筋賦活剤のノイキノン錠10mgと、β-ブロッカーのテノーミン錠25mgを1錠朝夕/日の処方（またはロプレソール錠20mg）により、まったく無症状となりました。元気に日常生活を送っておられます。

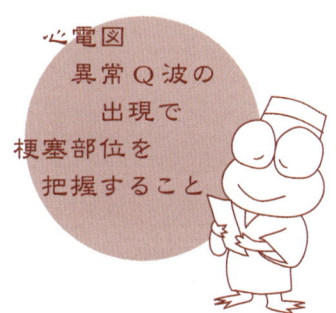

心電図 異常Q波の出現で梗塞部位を把握すること

■ 心電図診断：左室肥大（収縮期負荷）＋側壁心筋虚血

Q6 V₅・V₆のST-T波は何を意味しますか？

A. 正常　B. 左室収縮期負荷　C. 左室拡張期負荷

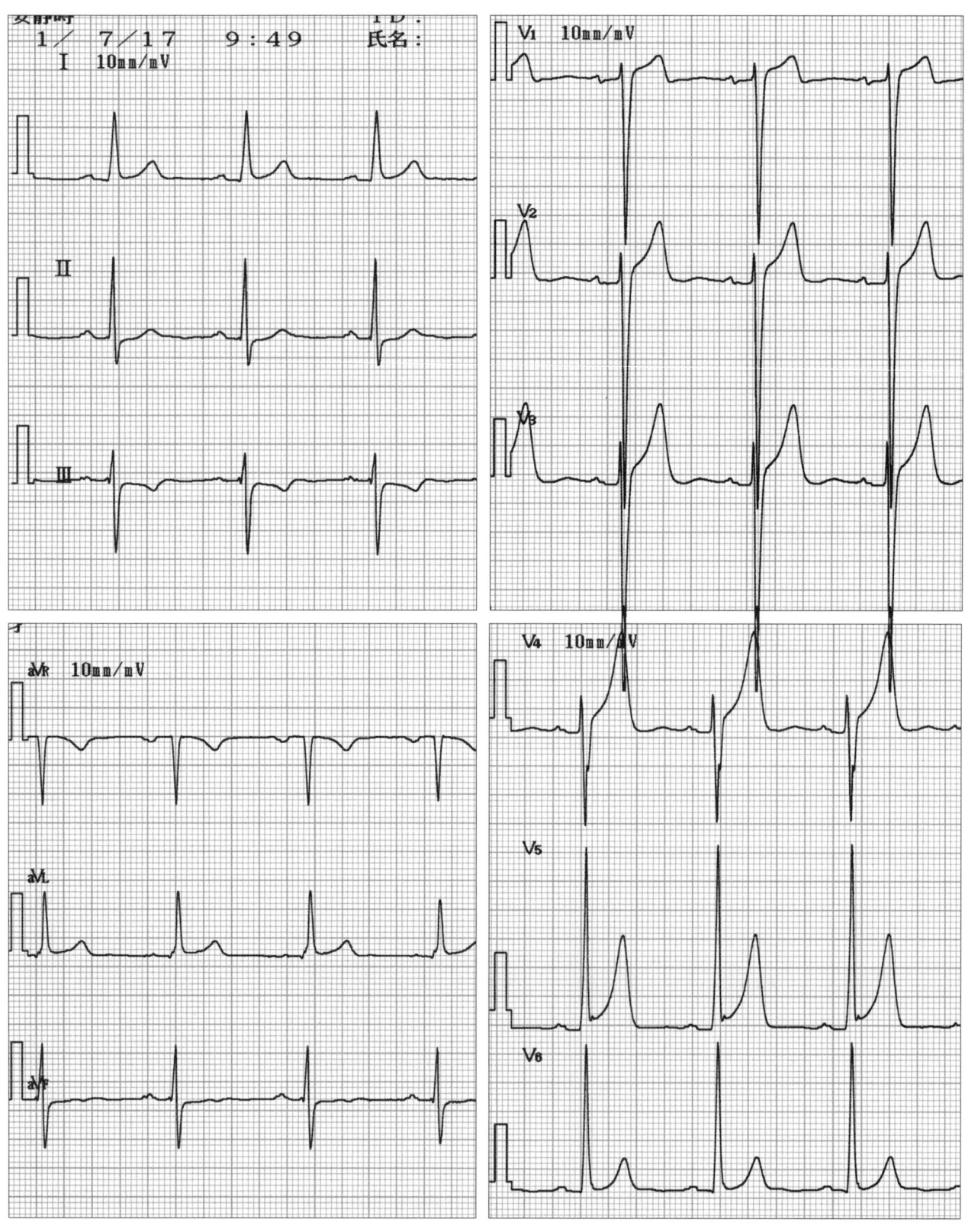

CASE-6
60歳の男性。階段を昇るときに息苦しい。

HOW

①較正曲線：1mV＝10mm

②心拍数：63回／分

③リズム：整（P-P＝R-R）

④PR間隔：0.20秒

⑤P波：第Ⅱ誘導で高さ2mm、幅0.10秒

⑥QRS群：幅0.11秒、R波の高さ／第Ⅰ誘導で10mm、V_5で30mm

⑦QT間隔：0.42秒

⑧平均電気軸：第Ⅰ誘導で＋11mm、第Ⅲ誘導で－5mm →＋3°

⑨胸部誘導におけるR波の増高：胸部誘導のV_4まで低く、V_5で急に高くなる

⑩異常Q波：見られない

⑪ST部分：第Ⅰ誘導、aV_L、V_2〜V_5で上昇

⑫T波：正常範囲であるが、ST部分の変化とともにV_4〜V_5で急に高くなっている。

⑬U波：正常範囲内（V_2・V_3で低いU波）

WHY

このケースは**数年前から糖尿病**があり、つねに糖尿病治療剤による治療を市民病院で続けておられました。平成9年1月頃から重い荷物を持って階段を昇ると息苦しく感じられるようになり、紹介で来られました。

身体所見には、これといった異常もなく、血圧も130/80mmHgと正常でした。糖尿病の病歴があるところから、冠動脈の硬化が起こっていることも考えられます。

R波もV_5で30mmと高くなり、QT間隔も0.42秒と延長。<u>V_4〜V_5のT波の急激な立ち上がりは、左室の拡張期負荷</u>があると考えられます。

ときには、まったくの健常者でも、身長が高い人の場合には心臓が立位をとっていることがあります。電極の位置が普通に記録される高さより高いため、ST-T部分が上昇して見えることがあるので要注意！

（ちょっとおかしいと思うときは、胸部誘導の位置を1肋間下げてとってください）

WHAT

病歴や心電図変化から「左室肥大」が疑われ、心エコー図をとって見ました。果たせるかな、<u>左室内腔が50mmと拡張</u>していることがわかりました。

これらの所見から**糖尿病による心筋変性**で<u>左室の拡張期負荷</u>がかかり、そのため、階段を昇る際にも息切れが出たのだと考えられ、早期の心不全と診断しました。クイズの答えは**C.**。

糖尿に対する食事指導を十分に行い、また強心薬のハーフジゴキシン錠0.125mgを1日1回服用（またはジゴシン錠0.25mg）。心筋賦活剤のコエンザイム（ノイキノン錠10mg）の服用を始めてから息苦しさもとれ、症状もほとんどなくなりました。

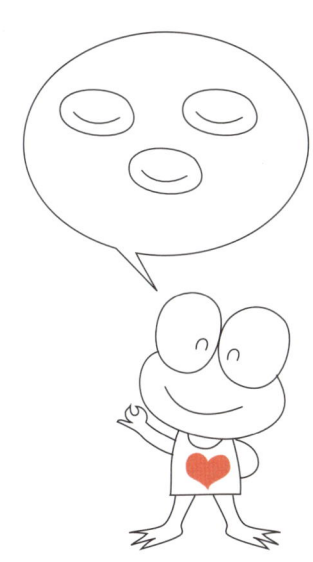

■**心電図診断**：左室肥大（拡張期負荷）

Q7 この心電図のQT間隔は?

A.正常　B.延長　C.短縮

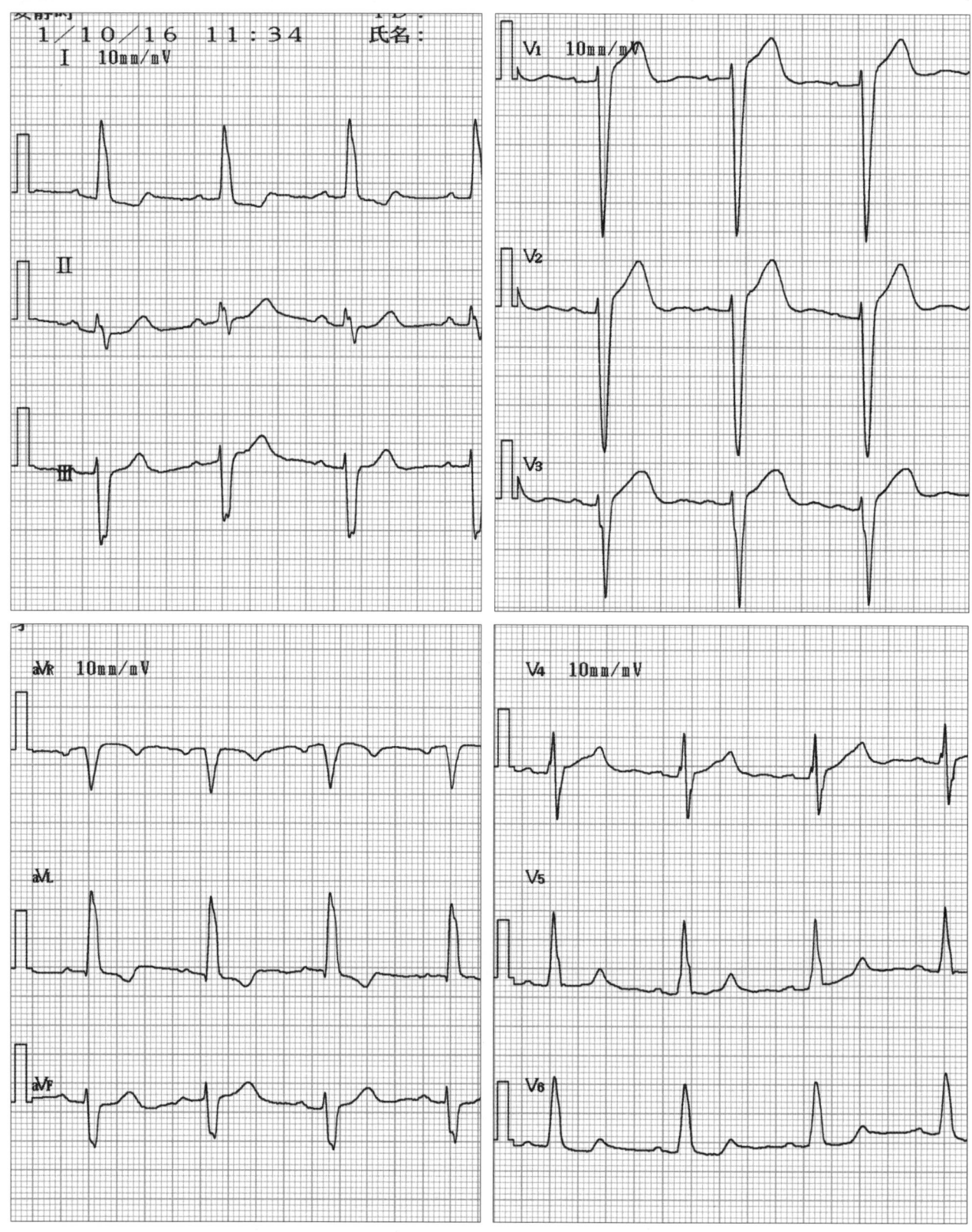

CASE-7
50歳の女性。自覚症状はないが、検査のため受診。

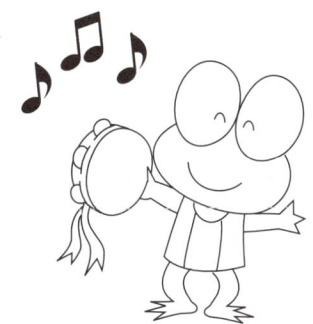

HOW

① 較正曲線：1mV = 10mm

② 心拍数：66回/分

③ リズム：整（P-P=R-R）

④ PR間隔：0.18秒

⑤ P波：第Ⅱ誘導で高さ2mm、幅0.09秒

⑥ QRS群：幅0.13秒（延長）、第Ⅰ誘導でR波の高さ13mm、第Ⅲ誘導でS波が深い

⑦ QT間隔：0.45秒（延長）

⑧ 平均電気軸：第Ⅰ誘導で+11mm、第Ⅲ誘導で-10mm → -24°（左軸偏位）

⑨ 胸部誘導におけるR波の増高：V_4で高くなっている

⑩ 異常Q波：なし

⑪ ST部分：第Ⅰ誘導と、aV_L、V_6で下降

⑫ T波：第Ⅰ誘導とaV_Lで陰性化し、V_6で二相性

⑬ U波：著明な変化は見られない

WHY

病歴をよくうかがうと、33歳のときから甲状腺機能亢進（バセドウ病，Basedow's disease）のため、10年間治療を受けたとのことです。受診時には、年1回の検査は受けていますが、甲状腺の薬は処方されていませんでした。

身長147cm、体重45kg。血圧126／80mmHgで、甲状腺の触診も行いましたが、特に腫脹は見られませんでした。

聴診上、甲状腺の上にも血管雑音は聴かれず、心雑音もありませんでした。

心電図所見ではQRS群の時間が延長し、第Ⅰ誘導のR波が高く、第Ⅲ誘導でS波が深いことは左室肥大を意味します。これらの誘導でST-T波の陰性化が見られることは、左室側壁の虚血をも意味します。

WHAT

33歳のときから甲状腺機能亢進のために治療を受けたということですが、内分泌系の変化だけではなく、心臓の刺激伝導系にも変化を起こし、**心室内伝導障害**を起こしたものと思われます。

QT間隔が0.45秒と延長していることは、心筋収縮力の低下を意味します。いわゆる「**QT延長症候群**」も考えておかなければなりません。

もちろん、クイズの答えは**B.**です。

QT延長症候群は、突然、心室頻拍を起こす可能性があるため、要注意です。

幸いこの方は経過も順調で、3か月に1度は定期的に診察を受けにきておられます。

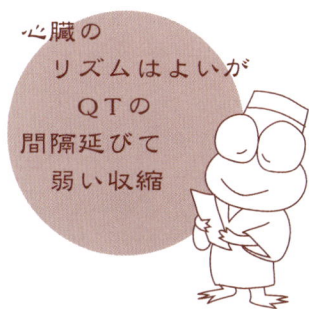

心臓のリズムはよいがQTの間隔延びて弱い収縮

■**心電図診断**：左室肥大+左室側壁の虚血

Q8 この心電図の診断は？

A. 左室肥大　B. 心筋虚血　C. 広範囲心筋梗塞

心電図 a

CASE-8
54歳男性。10年前から高血圧と動悸。

HOW

①較正曲線：1mV = 10mm

②心拍数：70回/分

③リズム：不整（全誘導で、幅広く形の異なったQRS群が3心拍目に見られる）

④PR間隔：0.20秒

⑤P波：第Ⅱ、Ⅲ誘導、aV_Fで高さ2.5mm、二峰性（V_1〜V_6も）。V_1〜V_3は二相性で後半部が深い

⑥QRS群：ほぼ第3心拍目に幅広いQRS群が見られるが、第Ⅲ誘導には2種類の形が見られ、V_1〜V_5までQS型を示す

⑦QT間隔：0.40秒

⑧平均電気軸：第Ⅰ誘導で+5mm、第Ⅲ誘導で-7mm → -46°（病的左軸偏位）

⑨胸部誘導におけるR波の増高：見られない

⑩異常Q波：V_1〜V_6まで深いQ波が見られる

⑪ST部分：第Ⅰ誘導、aV_L、V_2〜V_6まで上昇している

⑫T波：第Ⅰ誘導、aV_L、V_5、V_6で二相性となり陰性

⑬U波：見られない

WHY

このケースは、13のチェックポイントのほとんどに異常が見られるといってよいでしょう。いちばん目を引くのは第Ⅱ誘導、第Ⅲ誘導、aV_Fがラクダの背中のように二峰性になっていることです。

次に、第Ⅰ誘導、第Ⅱ誘導、第Ⅲ誘導で幅広いQRS群が2連発で発生し、しかも第Ⅲ誘導では方向の異なる「心室期外収縮」が見られます。胸部誘導ではV_1〜V_6が3段脈となり、V_4で完全なQS型をとっています。

V_5、V_6も深いQ波とST部分の上昇が見られるところから、「陳旧性中隔側壁心筋梗塞」を起こしていることがわかります。クイズの答えは、もちろんC.です。

この心電図所見を裏付けるように、この方は10年前から高血圧を指摘され、放置していました。3年前から胸が圧迫されたような感じと動悸がするようになりました。タバコは18歳のときから最近まで、1日40〜50本吸っていました。

身長164cm、体重72kgで肥満。冠動脈疾患の危険因子をいくつも持っていたようです。

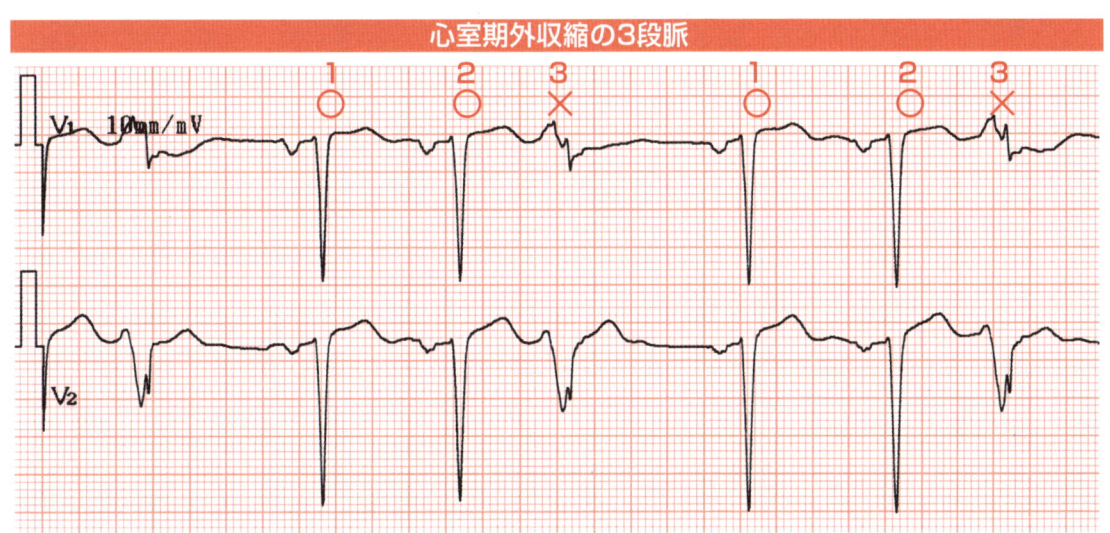

心室期外収縮の3段脈

Q8 この心電図の診断は?

A. 左室肥大　B. 心筋虚血　C. 広範囲心筋梗塞

心電図 b

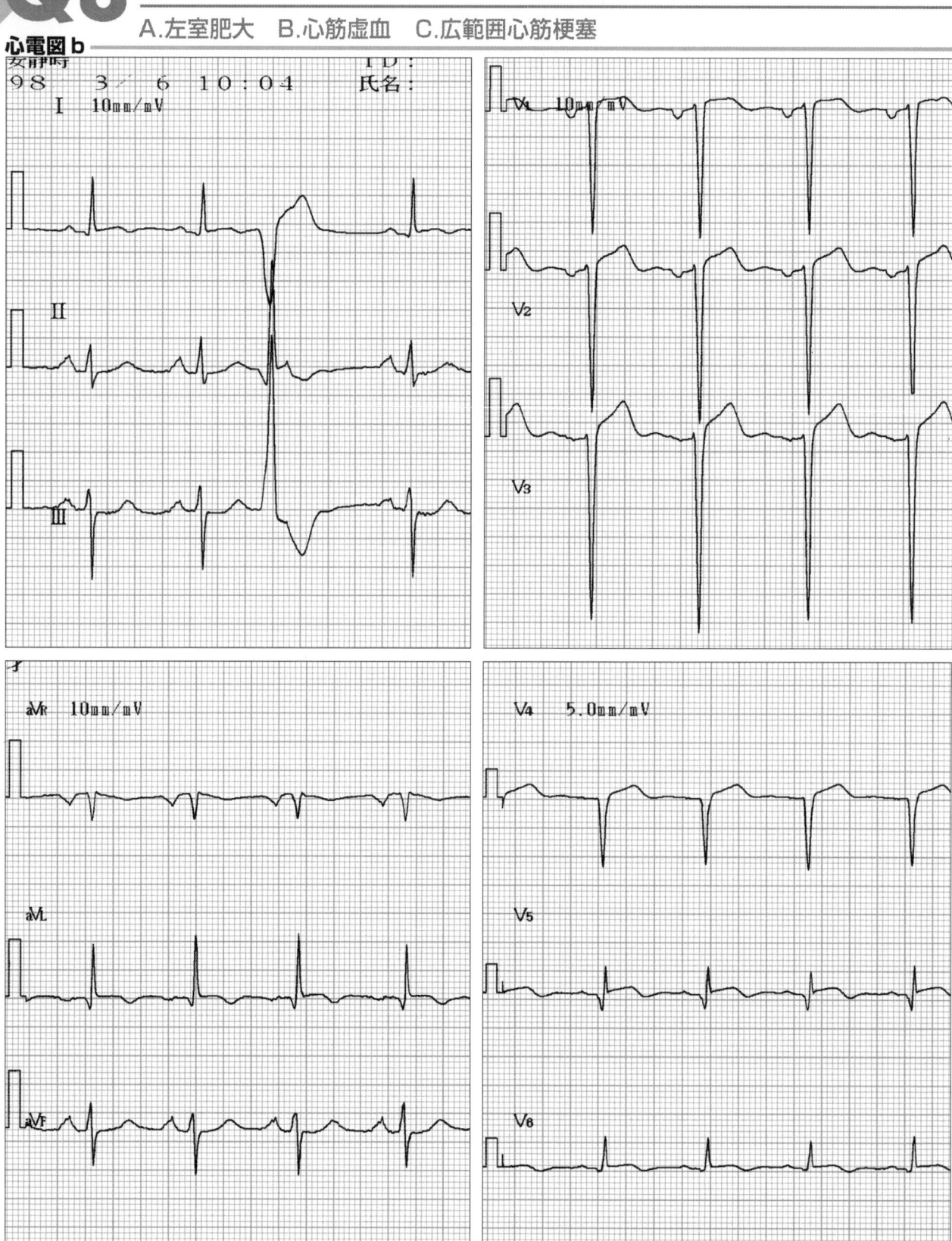

WHAT

心電図bは、前ページの心電図aの3年前にとられたものです。

P波が第Ⅰ誘導、第Ⅱ誘導、aV_Rでテント形をなし、二峰性ではありません。

また、QRS群の幅も、現在の心電図と比べてみるとそれほど広くはありません。心室期外収縮が散発的に見られるだけで2連発の形では発生していません。V_5・V_6の所見は、今回の所見と比べると、はるかにST部分の上昇なども少なく、虚血の程度も軽度であったと思われます。

●

すでにお話ししましたように、このケースは長年の高血圧と喫煙、肥満などの危険因子が引き金となって、「**左室前壁から側壁にわたる広範囲の心筋梗塞**」を約3年前に発症していたのです。

第Ⅱ誘導で幅が広く二峰性、そしてV_1、V_2で**二相性で後半部が深いP波**が見られることは、**左房拡大**を意味しています。心エコー図で**心室中隔も左室後壁の収縮と同時に動かず、左室内腔も45mmと拡張**していました。これらの所見から、かなり重病であると考えられます。ご本人にも、これらの所見について説明し、淀川キリスト教病院循環器科に精密検査のため入院していただきました。

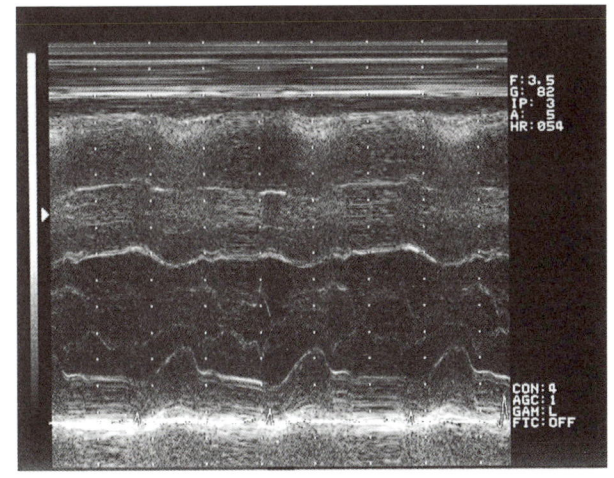

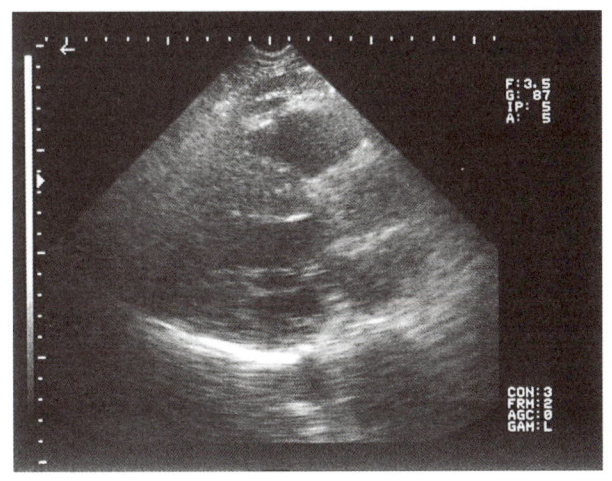

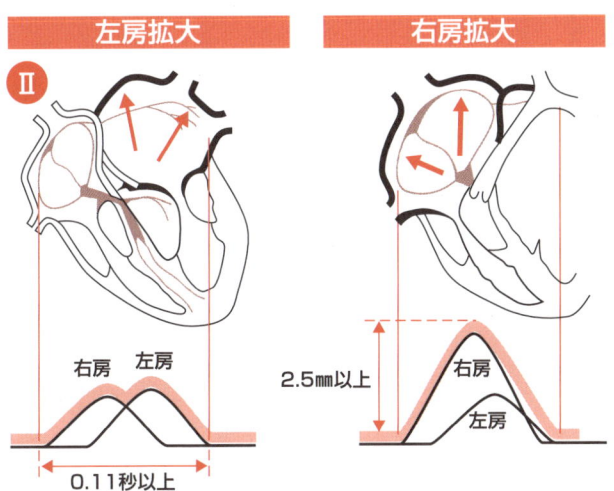

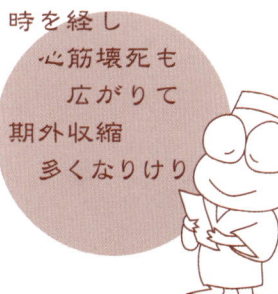

時を経し
心筋壊死も
広がりて
期外収縮
多くなりけり

■**心電図診断**：心室期外収縮＋左室前壁から側壁にわたる広範囲心筋梗塞＋左房拡大

Q9 この心電図の診断は？

A. 右室肥大　B. 右脚ブロック　C. 慢性肺性心＋右室肥大＋左房拡大＋二束ブロック

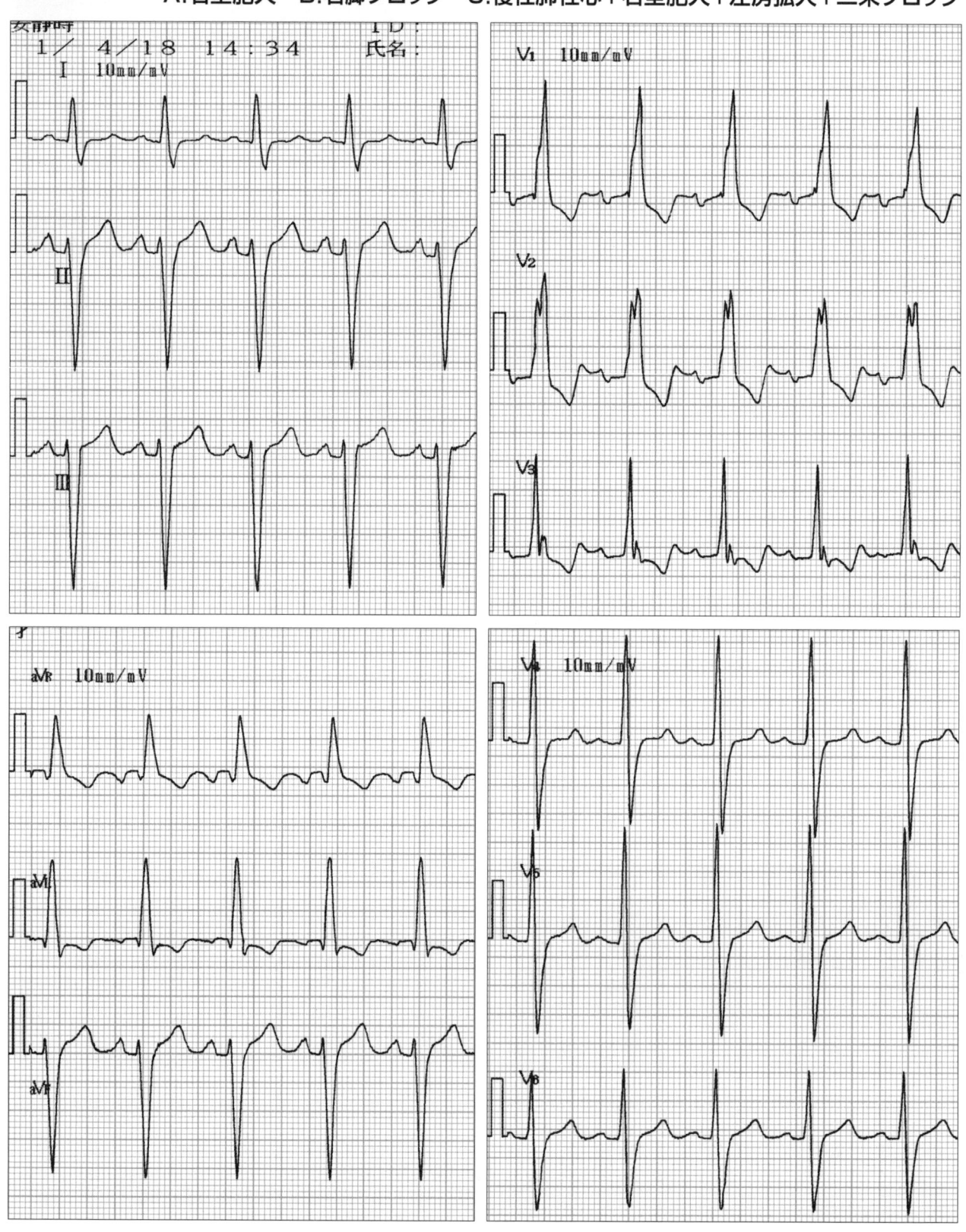

CASE-9
72歳の男性。35年前から慢性気管支炎と肝炎で入院を繰り返す。

HOW

① 較正曲線：1mV＝10mm

② 心拍数：89回／分

③ リズム：整（P-P＝R-R）

④ PR間隔：0.18秒

⑤ P波：第Ⅱ誘導で高さ3mm、幅0.10秒で二峰性

⑥ QRS群：幅0.12秒、R波の高さ／第Ⅰ誘導で8mm、第Ⅱ・Ⅲ誘導、aV_Fで深いS波

⑦ QT間隔：0.42秒

⑧ 平均電気軸：第Ⅰ誘導で＋3mm、第Ⅲ誘導で－20mm→－81°（病的左軸偏位）

⑨ 胸部誘導におけるR波の増高：完全右脚ブロック型をとり、V₄～V₆でも深いS波。幅0.12秒。V₂～V₃でM型

⑩ 異常Q波：見られない

⑪ ST部分：上昇も下降もない

⑫ T波：V₁～V₃で陰性（完全右脚ブロックによる二次的変化）

⑬ U波：見られない

WHY

この心電図を一見してわかることは、幅広いQRS群がすべての誘導に見られることです。

第Ⅱ誘導、第Ⅲ誘導、aV_Fで深いS波が見られるということは「左脚前枝ヘミブロック」があります。また、胸部誘導の**V₁～V₂ではM型（二峰性）のQRS群**があるところから、右脚ブロックが存在すると考えられます。

V₄～V₆で深いS波が見られ、右室肥大もあるでしょう。

この方は、私が35年前に淀川キリスト教病院に勤務していた頃から、慢性気管支炎と気管支肺炎のため、何回も入退院を繰り返しておられました。

聴診上、両肺野にわたってクラックル音が聴かれ、「慢性肺性心」を起こしていることは間違いありません。**慢性肺疾患の方に特有な高いP波**も第Ⅱ・Ⅲ誘導、aV_Fに見られます。しかも、二峰性のP波の後半部分が高くなっているのは左房拡大を意味し、両心室への負担がかかっていることを示唆しています。

右脚ブロック
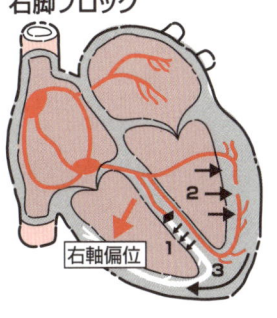

左脚ブロック
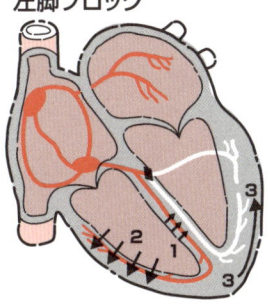

左脚前枝ヘミブロック
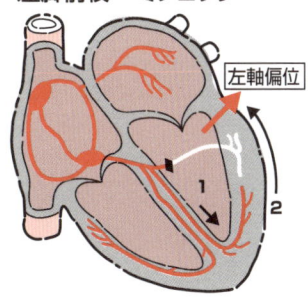

左脚後枝ヘミブロック
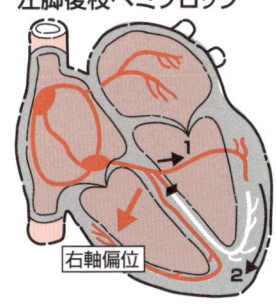

WHAT

病歴と身体所見および心電図から、臨床診断は「慢性肺性心＋右室肥大＋左房拡大＋二束ブロック」と考えられます。つまり、クイズの答えは**C.**。

現在は、去痰薬と漢方薬による治療を行っていますが、軽度の運動や階段・坂道を登る際にも息苦しさがあるとのことです。

今後も定期的に経過を観察し、継続治療が必要です。

■心電図診断：慢性肺性心＋右室肥大＋左房拡大＋二束ブロック

Q10 この心電図で考えられる臨床診断は？

A. 高血圧性疾患　B. 心筋梗塞　C. 肥大型心筋症

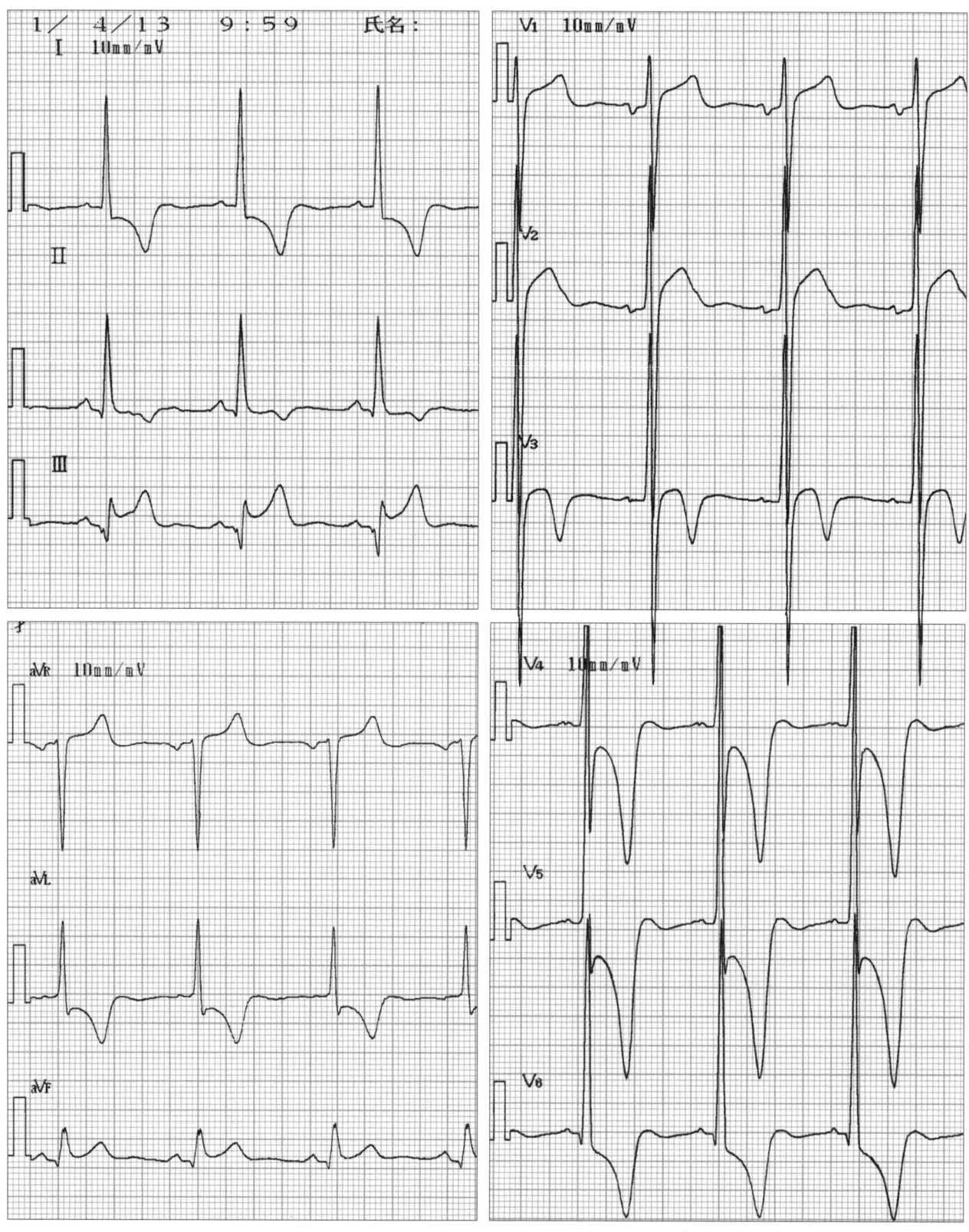

CASE-10
56歳の男性。3～4年前より、息切れがある。

HOW

①**較正曲線**：1mV = 10mm

②**心拍数**：62回／分

③**リズム**：整（P-P=R-R）

④**PR 間隔**：0.16秒

⑤**P 波**：第Ⅲ誘導で高さ2mm、幅0.09秒

⑥**QRS 群**：幅0.12秒、R波の高さ／第Ⅰ誘導で20mm、V_5で50mm

⑦**QT 間隔**：0.46秒（延長）

⑧**平均電気軸**：第Ⅰ誘導で＋20mm、第Ⅲ誘導で－3mm →＋24°

⑨**胸部誘導におけるR波の増高**：極端に大きなR波の振れがある

⑩**異常Q波**：なし

⑪**ST 部分**：第Ⅰ誘導、aV_L、V_4～V_6で下降（V_5が－7mmと低下）

⑫**T 波**：上の誘導のすべてで、巨大な陰性T波を示す

⑬**U 波**：V_4～V_6まで陰性U波が見られる

WHY

この症例は第Ⅰ誘導をはじめ、V_1～V_6まで**非常にR波が高く、QT間隔も延長。ST部分の著しい低下と巨大な陰性T波、V_4～V_6までの陰性U波**が目立ちます。

この方は会社役員ですが心臓病、高血圧の家族歴のほか、異常を指摘された兄があり、父親も早く亡くなられています。

3～4年前から息切れが激しくなり、循環器専門医の診療を受け、<u>肥大型心筋症</u>と診断されました。
血圧130/86mmHgと正常ですが聴診上、心尖部でⅣ音が聴かれます。これらの病歴と身体所見から肥大型心筋症であることは間違いありません。

ではなぜ、肥大型心筋症で著しいST部分の低下とT波の逆転が起こるのでしょうか？

これは、**心室筋が肥大すると心筋の弾力性が低下**し、伸展しにくくなるため、**心外膜表面から心内膜に向かって、冠動脈の末梢に流れ込む血液量が減少**するためだと考えられます。

ST部分の低下が最も著しいV_5（－5mm）で最も虚血が強く、<u>傷害電流が起こっている</u>と考えてよいでしょう。

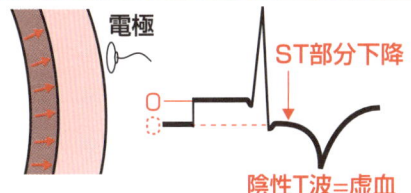

第Ⅲ誘導とaV_FのST部分の上昇は、第Ⅰ誘導、aV_LのST部分低下の<u>鏡像現象</u>として、表れていると考えられます。

WHAT

このケースの診断は「**高度の肥大型心筋症**」、クイズの答えは **C.** です。

カルシウム拮抗剤のヘルベッサーRカプセル100mg・2回／日を処方し（またはアダラートCR錠）、激しい運動は一切避けるように指示。ご本人も、この指示を守っておられます。

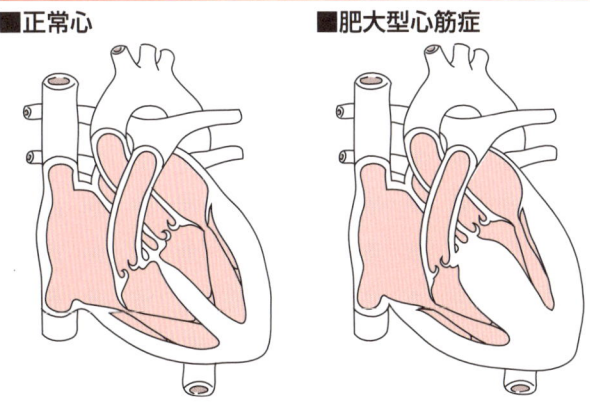

■**心電図診断**：高度の肥大型心筋症

Q11 発作時の心電図は何でしょうか？

A.洞頻脈　B.心室頻拍　C.発作性上室性頻拍

心電図 a

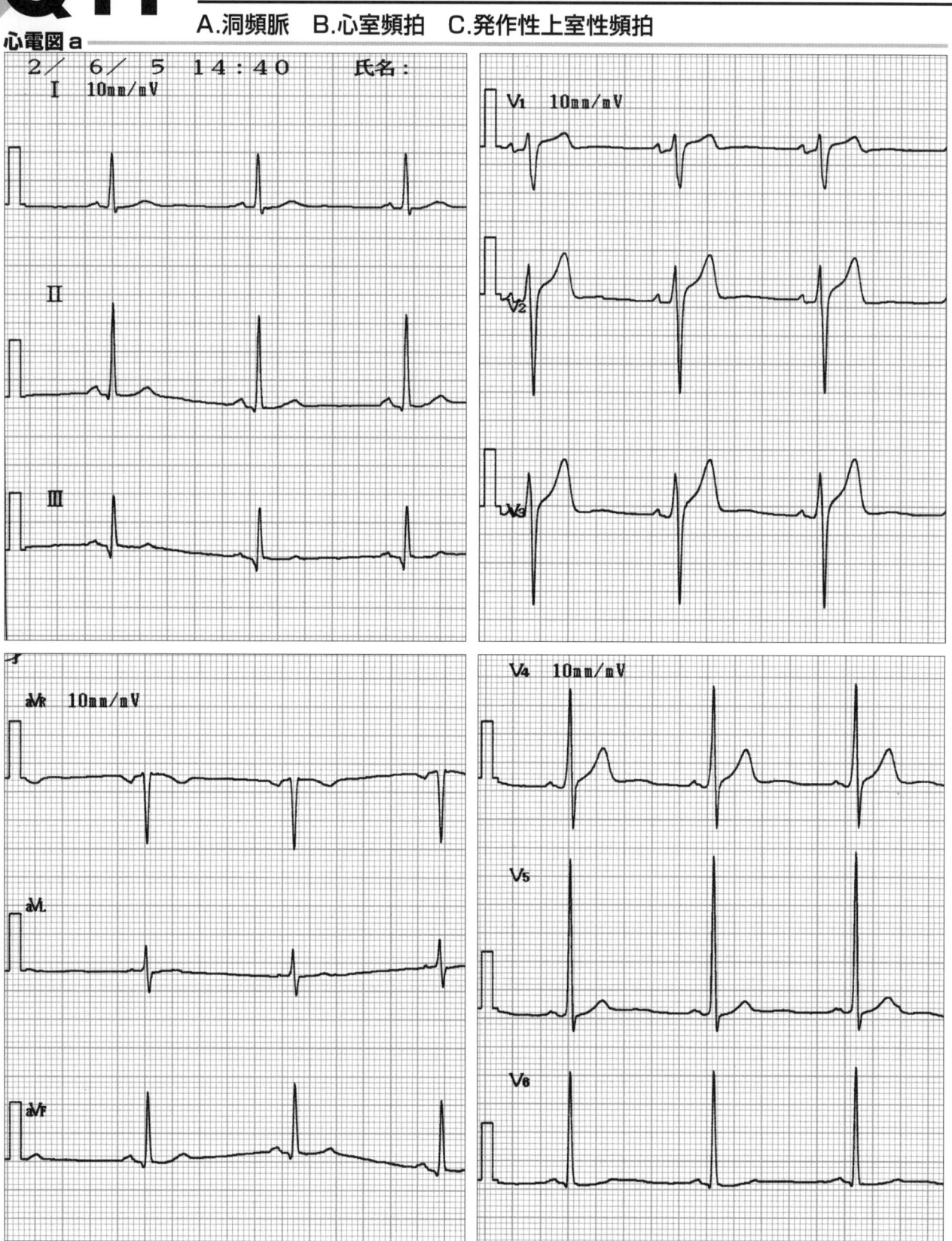

心電図 b

安静時
3/ 4/ 8　15:32　　　ID:
　　　　　　　　　　氏名:

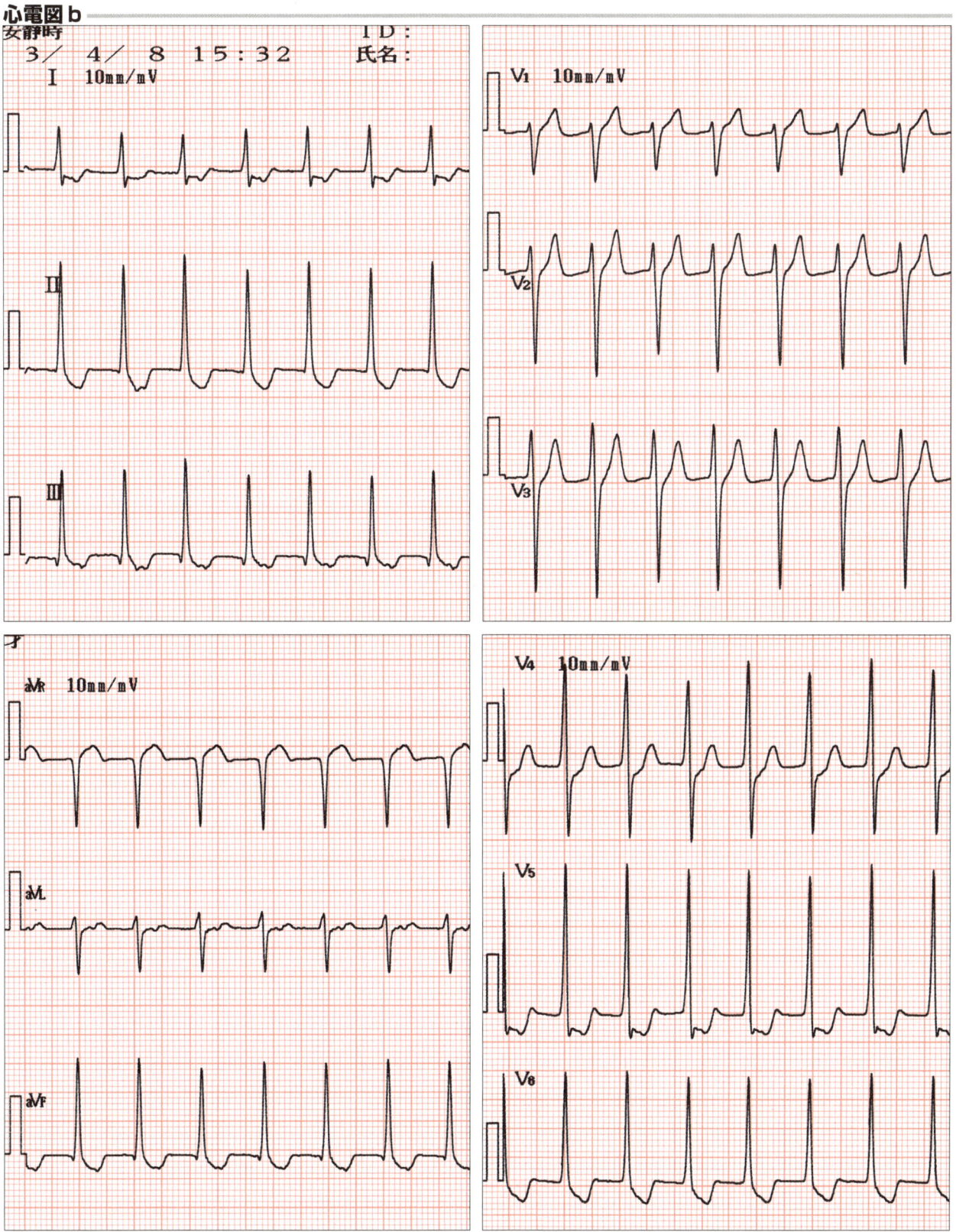

Q11 発作時の心電図は何でしょうか？

A.洞頻脈　B.心室頻拍　C.発作性上室性頻拍

CASE-11
53歳の男性。1年半前から急に脈拍が速くなり、急に止まる発作がある。

HOW

①較正曲線：1mV = 10mm

②心拍数：56回／分、発作時は134回／分

③リズム：整（P-P＝R-R）、発作時のR-Rは一定し、R波の後にP波が見られる

④PR間隔：0.14秒　発作時には見られない

⑤P波：第Ⅱ誘導で高さ2mm、幅0.08秒、発作時なし

⑥QRS群：幅0.08秒、R波の高さは第Ⅰ誘導で8mm。発作時はR波の高さ8mm、幅0.10秒

⑦QT間隔：0.36秒。発作時0.27秒

⑧平均電気軸：第Ⅰ誘導で+8mm、第Ⅲ誘導で+8mm → +58°。発作時は第Ⅰ誘導で+5mm、第Ⅲ誘導で+15mm → +74°

⑨胸部誘導におけるR波の増高：正常時も発作時も、ともに正常

⑩異常Q波：健常時も発作時も見られない

⑪ST部分：正常であるが、発作時には頻拍のため全誘導で低下

⑫T波：健常時は正常。発作時は第Ⅰ・Ⅱ・Ⅲ誘導、aVF、V5、V6で逆転

⑬U波：健常時、発作時ともに著明なU波は見られない

WHY

Q11のa,bの心電図は、健常時と発作時のものを比較しています。健常時はすべての所見が正常でしたが、発作時は心拍数が56回→134回／分と増加し、**QRS群の前にP波が見られません。**

受診1年前から、喫茶店で仕事の打ち合わせ中に急に動悸が始まり、意識が薄れました。すぐに外へ出て、10分後に自然に治りました。この初発の発作が起こってから、当クリニックを受診する1年半の間に5回、頻脈発作がありました。いずれも立ったままの姿勢で、深呼吸をして10分すると自然に治りました。

これは典型的な「**発作性上室性頻拍**」の病歴です。洞頻脈の場合には、頻脈がだんだんと遅くなり、自然に安静時の脈拍に戻ります。

これに反して、**発作性上室性頻拍は、発作の発現も突然であり、また終わりも突然です。**この発作は、**「リエントリー（房室接合部から心房内への刺激の再進入）」**によって起こります。

この方の症例と心電図から、「**発作性房室接合部リズム**」であることは間違いありません。

そうです、クイズの答えは**C.**。

リエントリーというのは、刺激の伝導速度に違いがあるため、刺激が先に行かず心房内に戻ってしまい、もう一度興奮させてしまう現象のこと。

最初の刺激がきて右脚がゆっくり刺激を伝えている間に、左脚のほうはもう伝導を終えて休息期に入っています。このとき、新たな刺激が上からやってくると、右脚からの遅い刺激は下に伝わらず、左脚のほうにぐるっと旋回し、心房内に再進入するというわけです。

また、リエントリーは心房内のみならず心室内でも起こります。

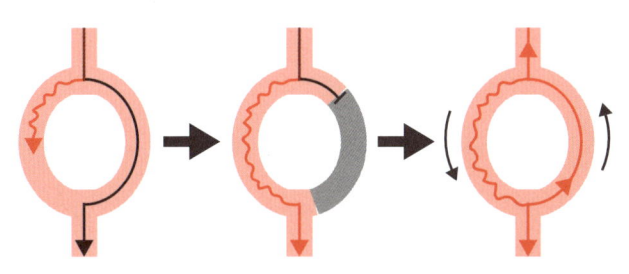

リエントリー

―― 速伝導路
―― 遅伝導路

WHAT

初診時にはまったく正常心電図ですが、2回目の受診の際、約15分前から急に動悸が始まり、診察時に、とったのがこの心電図です。

発作の最中は動悸と冷感があり、胸痛を訴えておられましたが、座位をとらせ、**両手でアイスノンを押さえつけるように持って**もらいました。そして5分後に突然、頻脈発作がとれました。

この「**発作性上室性頻拍**」に対する非薬物療法ですが、先にお話しましたように、アイスノンを手で持つか、あるいは氷水に手を浸すような寒冷刺激による方法が、いちばん速効性があります。

そのほか、**しゃがみこみ＋怒責**をするのも有効です。**頸動脈洞マッサージ**は必ず右側から始め、約30～60秒、円を描くように行うのがよいでしょう。

それは内頸動脈と外頸動脈の分岐部に圧受容器（baroreceptor）があり、ここを圧迫することによって迷走神経（血管運動神経）を刺激し、その結果、心拍数と血圧を下げることができるのです。ご存知かも知れませんが、往年のプロレスラー・力道山が試合中に使った「空手チョップ」という技は、まさにこの頸動脈洞を一気に刺激したために、相手が失神を起こしたことで知られています。

薬物療法としてはカルシウム拮抗剤のワソラン錠40mg2錠・3回／日の内服や、β-ブロッカーのインデラル錠20mg、テノーミン錠25mg・2回／日（またはロプレソール錠20mg）の内服が有効です。

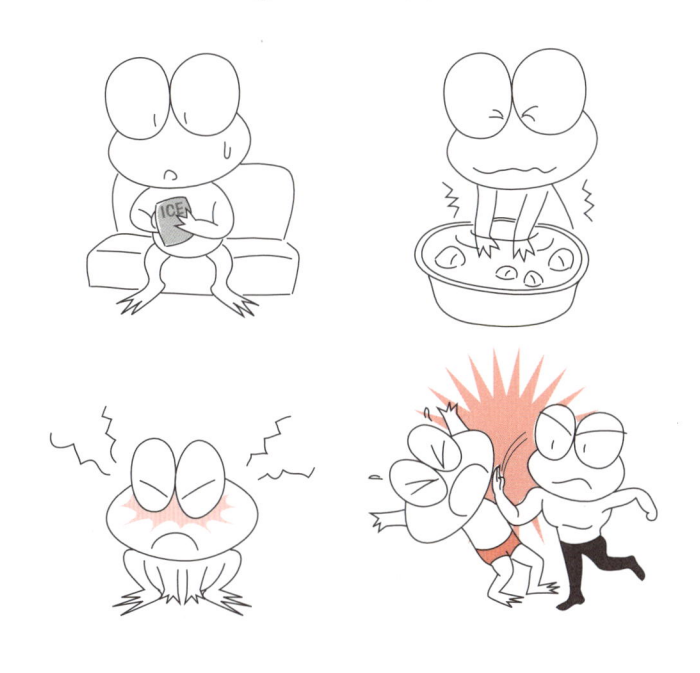

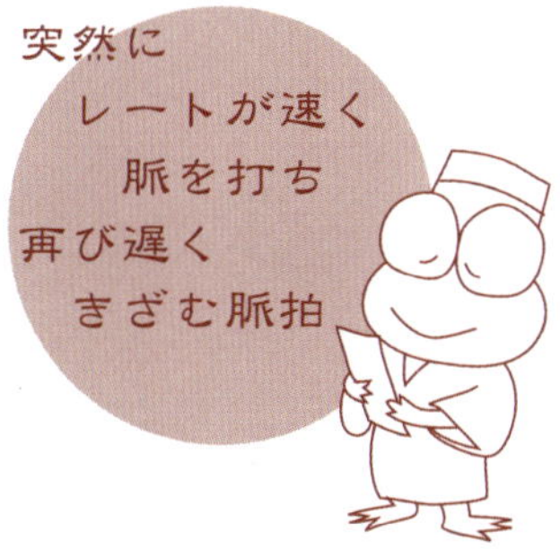

突然に
レートが速く
脈を打ち
再び遅く
きざむ脈拍

■**心電図診断**：発作性上室性頻拍

Q12 この心電図のPR間隔は？

A. 正常　B. 単に延長　C. 徐々に延長

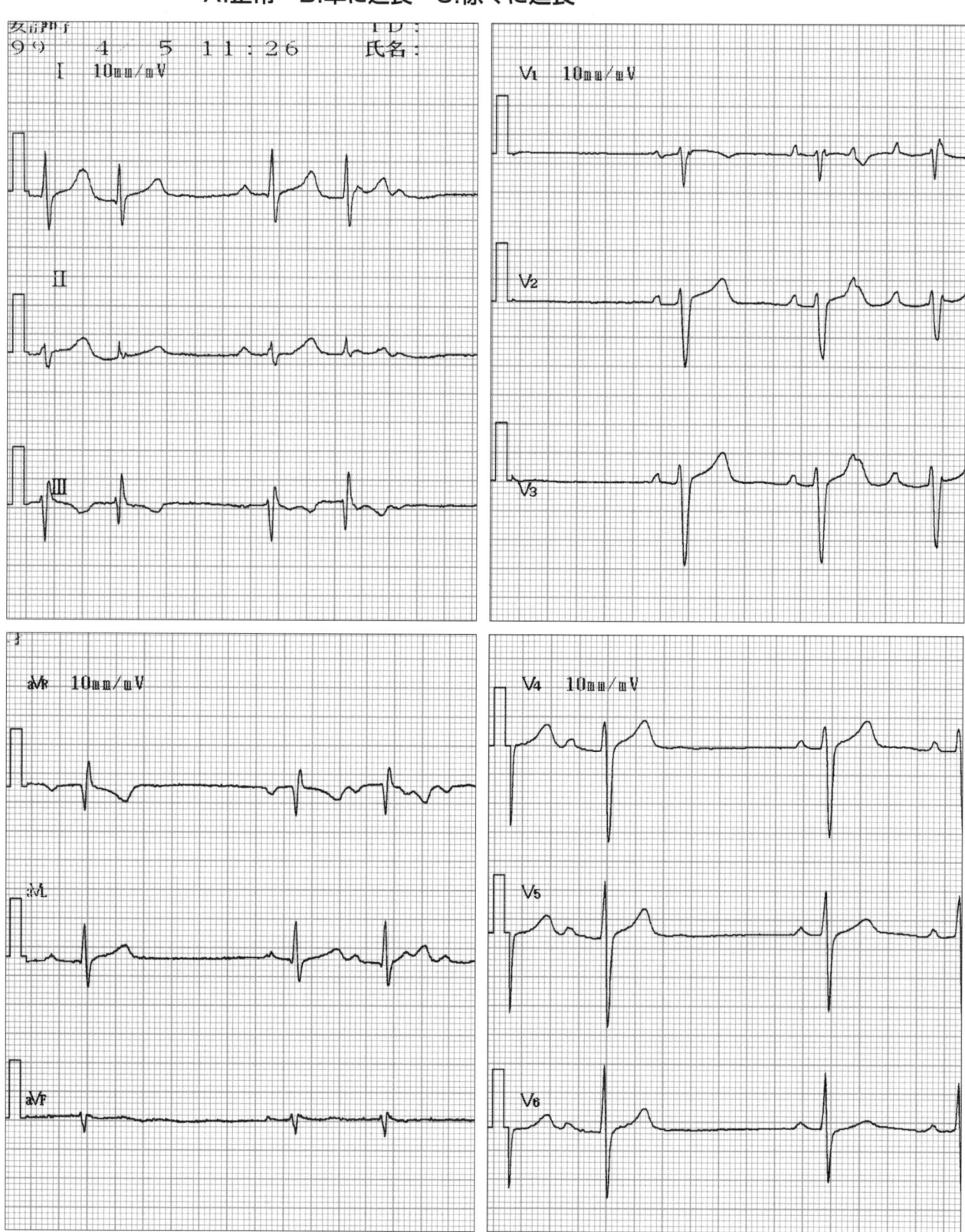

CASE-12
11歳の男子。学校検診で心電図異常を指摘された。

HOW

① 較正曲線：1mV＝10mm

② 心拍数：36〜72回／分と変化している

③ リズム：不整

④ PR間隔：一定していない（aV_R, aV_Lで徐々に延長し、R波が欠落。元に戻る）

⑤ P波：第Ⅱ誘導で高さ2mm、幅0.08秒

⑥ QRS群：ときどき欠落。幅0.10秒、R波の高さ／第Ⅰ誘導で7mm、V_5で7mm

⑦ QT間隔：0.36〜0.40秒

⑧ 平均電気軸：第Ⅰ誘導で＋2mm、第Ⅲ誘導で－3mm →－49°（病的左軸偏位）

⑨ 胸部誘導におけるR波の増高：問題なし（V_6に移行帯があり、長軸に対して極端な時計軸回転）

⑩ 異常Q波：なし

⑪ ST部分：問題なし

⑫ T波：第Ⅲ誘導で陰性

⑬ U波：問題なし

WHY

このケースを見ると、リズムは不整ですが、P波が見られます。
特徴的なのは、<u>PR間隔が徐々に延長した後、R波が欠落</u>していることです。QRS群の幅や格好は、それほど異常ではありません。

前著「やってみようよ！心電図」でもお話ししましたが、不整脈を見分けるには3つの原則がありましたね。それは、

① P波を探す。　② QRS群を見る。
③ 房室接合部リズムの有無を見る。

この原則をもとに、もう一度よく見ると、PR間隔が一定していないことがわかります。
V_1〜V_3でも、第1・2・3心拍とだんだんPR間隔が延び、V_4・V_5・V_6でも2心拍目のあとには、まったくR波が欠落し、再び第3心拍のPR間隔は正常の0.18秒に戻っています。もちろん、クイズの答えはC.。
この現象は洞結節から房室結節まで刺激が伝わる時間、房室結節からヒス束（His' bundle）を通って心室中隔の上部に刺激が伝わる時間のいずれかに遅れが出るために起こります。

これは、「**第Ⅱ度房室ブロック**」のひとつのタイプでウェンケバッハ（Wenckebach）現象、あるいはMobitzⅠ型といわれています。

■第Ⅰ度房室ブロック

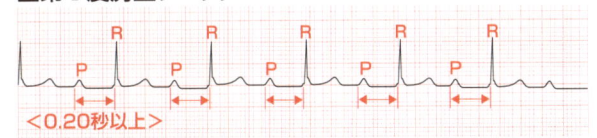

■第Ⅱ度房室ブロック（MobitzⅡ型）

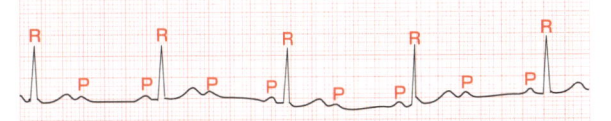

■第Ⅱ度房室ブロック（MobitzⅠ型：Wenckebach現象）

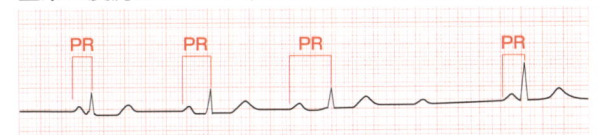

■完全房室ブロック

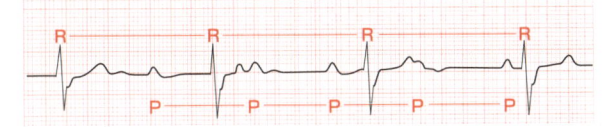

WHAT

このタイプの「**第Ⅱ度房室ブロック（ウェンケバッハ現象）**」は思春期の子供に多く、成長するといつのまにか正常洞リズムになっている場合がしばしばです。もちろん、中年の人にも見られることはありますが、予後は良好です。治療としては要観察で、直ちに治療を行う必要はありません。

■**心電図診断**：第Ⅱ度房室ブロック（ウェンケバッハ現象）

Q13 第Ⅱ誘導、第Ⅲ誘導、aVFに見られるP波は？
A. 正常　B. 陰性　C. 二相性

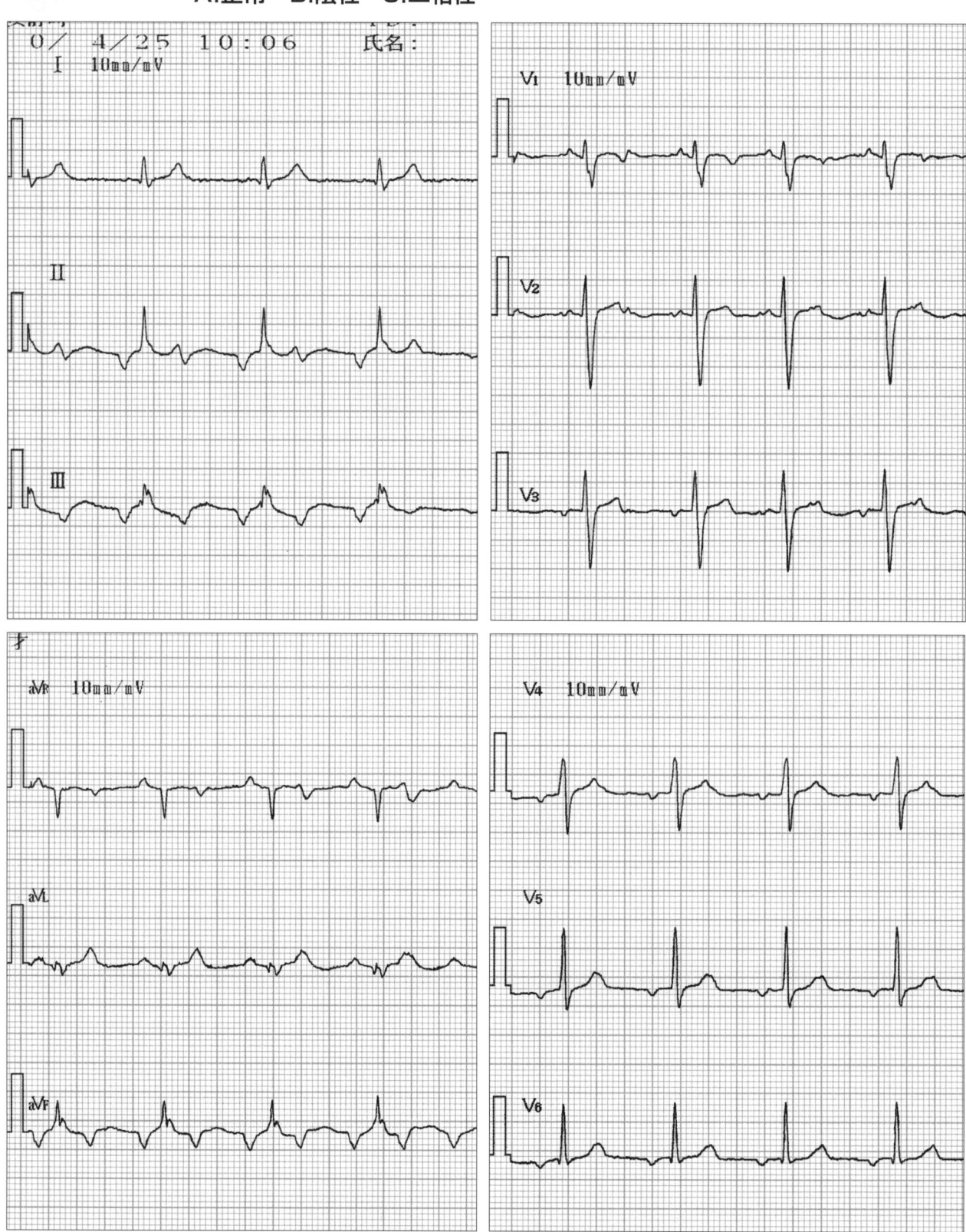

CASE-13
34歳の男性。大学4年生のときに心電図異常を指摘された。

HOW

① 較正曲線：1mV＝10mm
② 心拍数：72回/分
③ リズム：整（R-R）。四肢誘導でP：R＝2：1となっている
④ PR間隔：0.16秒
⑤ P波：第Ⅱ誘導、第Ⅲ誘導、aV_F、V_3～V_6で陰性
⑥ QRS群：幅0.11秒（不完全右脚ブロック）、R波の高さ／第Ⅰ誘導で4mm、第Ⅱ誘導で8mm、V_5で10mm
⑦ QT間隔：0.32秒
⑧ 平均電気軸：第Ⅰ誘導で＋3mm、第Ⅲ誘導で＋4mm→＋65°
⑨ 胸部誘導におけるR波の増高：V_2・V_3が同程度で、V_4で少し低くなり、V_5で10mm
⑩ 異常Q波：なし
⑪ ST部分：問題なし
⑫ T波：第Ⅲ誘導、aV_F、V_1で陰性。第Ⅱ誘導では二相性ではなく、陰性P波とくっついている
⑬ U波：問題なし

WHY

この心電図の第Ⅰ・Ⅱ・Ⅲ誘導、aV_R、aV_L、aV_Fを見ると、**陰性のP波が2回に対してR波が1回**の割合で出ています。

これは、いわゆる**第Ⅱ度房室ブロック（2：1房室ブロック）**の1つのタイプで、別名**MobitzⅡ型**といいます。前著の復習になりますが、第Ⅰ度房室ブロックはPR間隔が正常の0.20秒の上限を越えるものでしたね。

ところがこの心電図は、PR間隔が徐々に延長して、1回ごとにP波の後のQRS群が欠落します。第Ⅱ度房室ブロックの1つのタイプ、MobitzⅠ型（ウェンケバッハ現象）とは異なることに気づかれるでしょう。

ではなぜ、P波が陰性になっているのでしょう？　そうです。**心房内のペースメーカー（自働中枢）が、心房下部の「冠動脈洞」にある**ため、心房の下から上に伝導が伝わり、P波が陰性となるのです。もちろん、クイズの答えは**B**。

V_1のR波とS波の間にノッチが生じ、幅が広くなっています。よく見ると、第Ⅰ・Ⅱ・Ⅲ誘導、aV_R、aV_L、aV_FおよびV_1～V_6まで、すべての誘導で心室内伝導のおそれがあり、**不完全右脚ブロック型**をとっているのです。

この方は、高校生の頃からボディビルを始めています。大学4年のときに健診で心電図異常を指摘されました。会社での検診で再び、心電図の再検査を指示されたため、私のクリニックを紹介されて受診しました。

WHAT

病歴から考えられるように、思春期の体がいちばん成長する時期にボディビルのような激しい運動をしたことによって、心筋への負担がかかり、心内圧が大きくなって、このような不整脈になったと考えられます。

ボディビルに限らず、スポーツ選手には意外に不整脈を持っている方が多いことも事実です。

このケースの診断は、**「心房下部ペースメーカー＋2：1房室ブロック＋不完全右脚ブロック」**です。

自覚症状もまったくなく、日常生活に支障もないため、要観察のみで経過を見ています。

■心電図診断：心房下部ペースメーカー＋2：1房室ブロック＋不完全右脚ブロック

Q14 この心電図のリズムは?

A. 洞頻脈　B. 心室頻脈　C. 房室接合部リズム

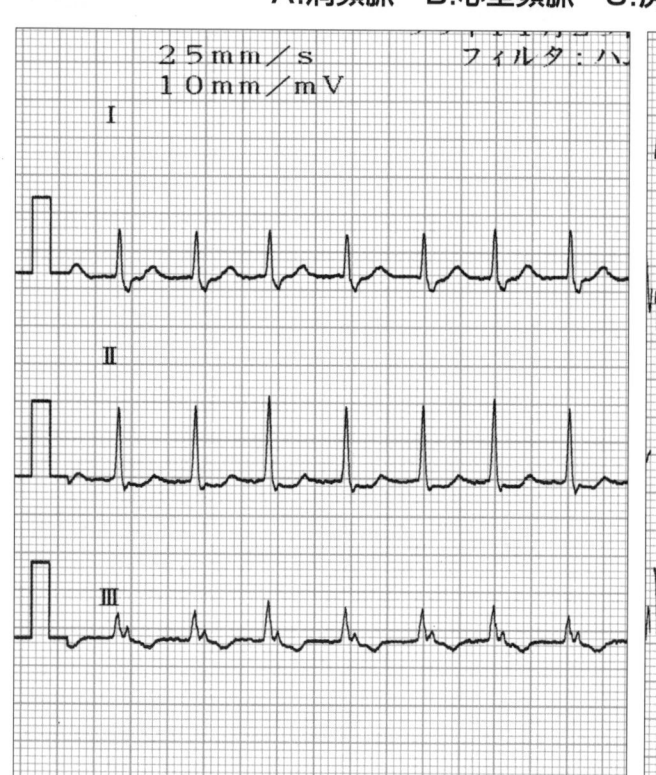

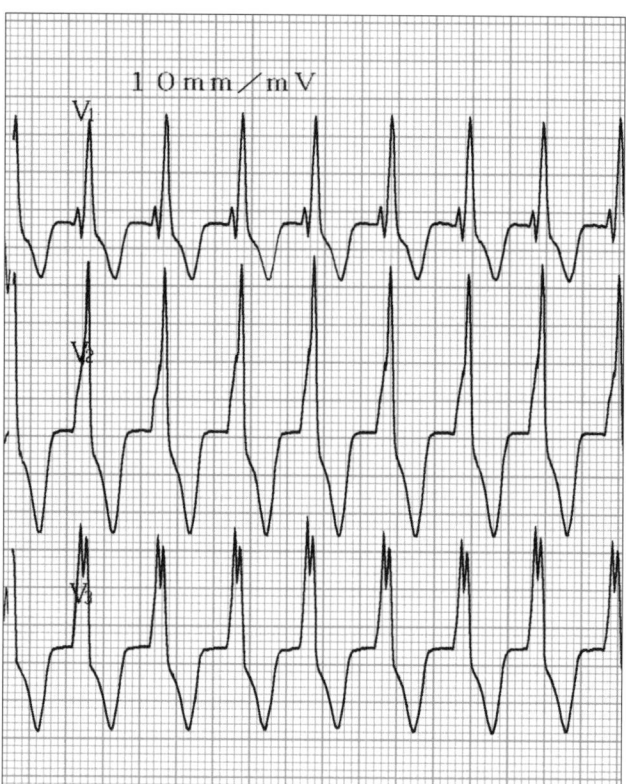

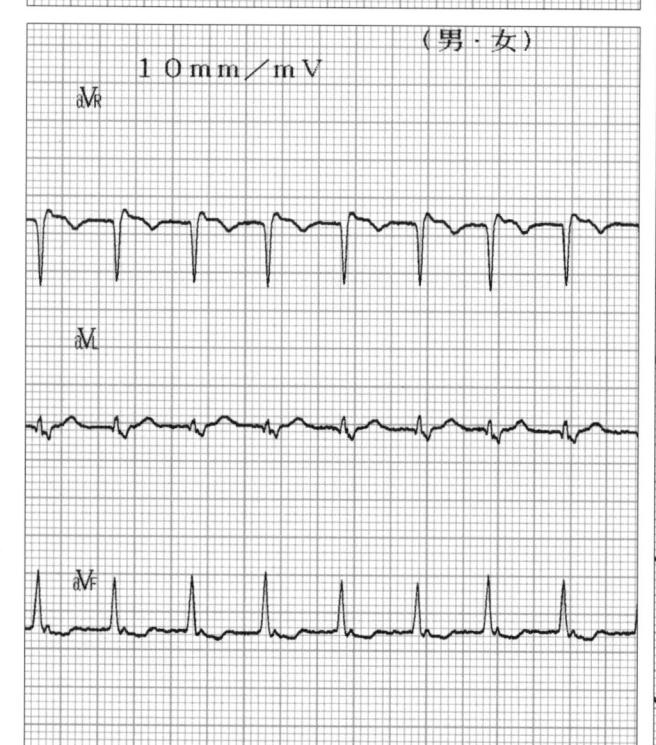

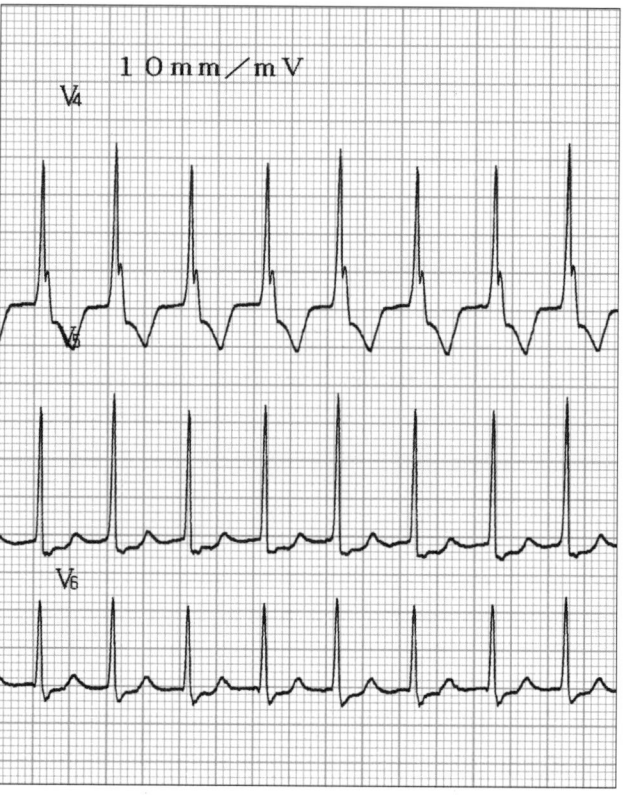

CASE-14
80歳の女性。28年前から動悸が始まった。

HOW

①**較正曲線**：1mV＝10mm

②**心拍数**：150回／分（頻脈）

③**リズム**：整（R-R 間隔は等しい）

④**PR 間隔**：不明

⑤**P 波**：第Ⅱ誘導、aV_F、V_4〜V_6 で QRS 群のあとに逆行性に表れる

⑥**QRS 群**：幅0.12秒、R 波の高さ／第Ⅰ誘導で6mm、第Ⅱ誘導で10mm、V_5 で18mm

⑦**QT 間隔**：0.28秒（少し短縮）

⑧**平均電気軸**：第Ⅰ誘導で＋4mm、第Ⅲ誘導で＋6mm →＋65°

⑨**胸部誘導における R 波の増高**：R 波は V_2 でもっとも高く、極端な時計回転、V_1〜V_4 で R 波が二峰性

⑩**異常 Q 波**：なし

⑪**ST 部分**：V_4〜V_6 で2mm 低下

⑫**T 波**：V_1〜V_4 で陰性化（完全右脚ブロックの二次的変化）

⑬**U 波**：見られない

WHY

この方の心電図の特徴は、何といっても頻脈です。しかも、**P 波が R 波の前ではなく後に出ていて、逆行性伝導**をしている点ですね。これは、心房内での刺激が洞結節からではなく、房室結節から出るためです。クイズの答えは **C.**。

28年前に肺結核の疑いで5か月入院治療を受けましたが、その頃から、急に脈拍が200回／分近く打つような発作が起こり、毎回、「救心」を服用すると20分で治っていたそうです。過度の精神的緊張もなく、特に喫煙歴もありません。

このような発作性心拍がなぜ起こるのか、理由はよくわかりません。ただ、一度不整脈を起こしてしまうと、それが契機となり、**何度も頻脈となるチャンネルができてしまう**ためだと考えられます。また、患者さん自身も無意識のうちに、「また発作が起こるのではないか？」という**不安期待を持つ**ことも原因と思われます。

WHAT

この方の心電図診断は「**房室接合部リズム（副伝導路）＋完全右脚ブロック**」です。

治療としてはβ-ブロッカーのインデラル錠10mg 1錠＋カルシウム拮抗剤のワソラン錠40mg 2錠を6〜8時間の間隔で処方すれば軽快します。

その後は、長時間持続型のβ-ブロッカーであるテノーミン錠25mg を1〜2錠／日処方（またはインデラル LA カプセル60mg）しています。

非薬物療法としては**アイスノン**を両手で押さえるようにして持ったり、**氷水に両手を入れ**たりします。**末梢血管に対する寒冷刺激**で、血管運動神経反射（迷走神経反射）を起こすことによって、頻脈発作を止めることができるのです。

房室接合部上部から

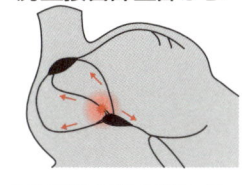

房室の刺激は下から上へ。P 波が逆になる。

房室接合部中部から

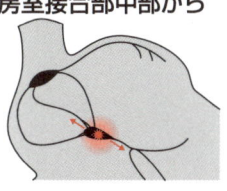

P 波　心房・心室に刺激が伝わるのに同じだけ時間がかかる。P 波が QRS 波と重なり見えなくなる。

房室接合部下部から

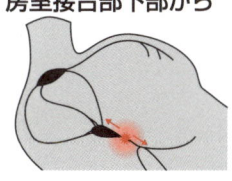

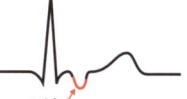

P 波　心房に刺激が伝わるのに時間がかかるため心室が先に収縮する。

■**心電図診断**：房室接合部リズム（副伝導路）＋完全右脚ブロック

Q15 この心電図のリズムは？

A. 洞不整脈　B. 心房細動　C. 心房粗動

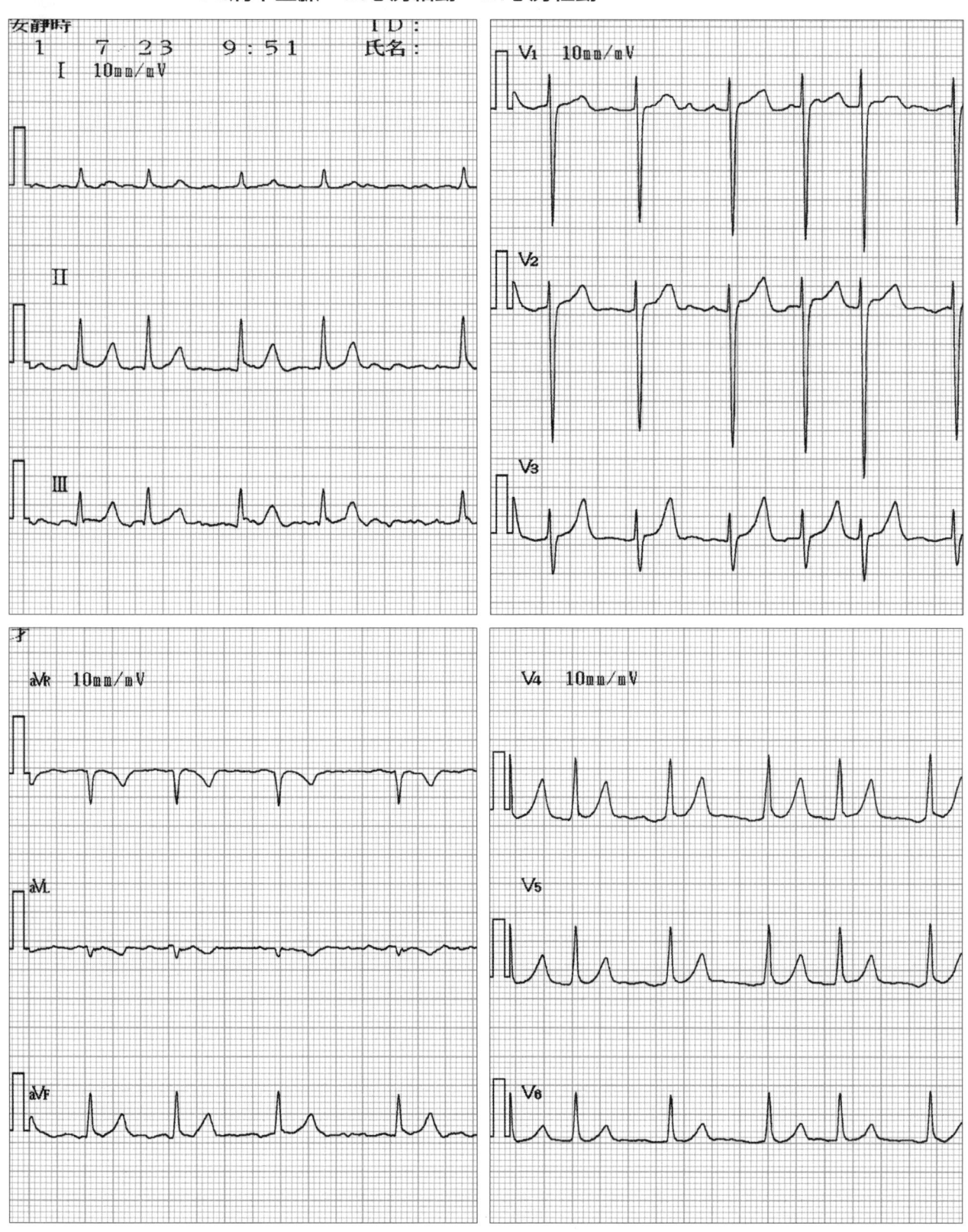

CASE-15
45歳の女性。11歳のとき、急性リウマチ熱に罹患、心臓弁膜症となる。

HOW

① 較正曲線：1mV = 10mm
② 心拍数：87～110回/分
③ リズム：不整（P-Pは見られない。R-R間隔も一定しない）
④ PR間隔：測定できない
⑤ P波：見られない（不規則な波＝f波がすべての誘導で見られる）
⑥ QRS群：幅0.08秒、R波の高さ／第Ⅰ誘導で3mm、V₅で10mm
⑦ QT間隔：0.34秒
⑧ 平均電気軸：第Ⅰ誘導で+3mm、第Ⅲ誘導で+5mm →+67°
⑨ 胸部誘導におけるR波の増高：V₁～V₆まで全体に低いR波である
⑩ 異常Q波：なし
⑪ ST部分：正常
⑫ T波：V₄～V₆まで、R波に続いてhigh T（拡張期負荷）
⑬ U波：なし

WHY

この心電図は一見して脈拍が不整であり、P波を見つけることができません。これは**絶対性不整脈（P波がなく、R-R間隔もまったく不整）**で、「**心房細動**」による脈の乱れ。右心房のみならず、左心房内のあちこちで刺激が発生します。

何人もの人が、池に小石をバラバラに投げ込んだときのことを想像してみてください。1つ1つの小石が池の表面に波紋を作り出します。その結果、それぞれの波紋が干渉し合い、1つの大きな石を投げ込んだときにできる円形に広がるような波紋にはなりませんね。これが、**心房細動**の状態なのです。つまり、クイズの答えはB.。

この方は11歳のとき、**急性リウマチ熱**に罹患しました。39℃の発熱、左足関節が赤く腫れ、1週間続きましたが、解熱後、「**僧帽弁閉鎖不全**」があると診断され、近くの医師に16年間定期的診察を受けていました。その先生が体調を崩されたため、私のクリニックを紹介され、27歳のときに初めて診察をしました。

初診時には、風邪をひいたあと、呼吸が苦しくなったとのことでした。触診により、心尖拍動が左下方に拡大し、軽度のスリルを触れ、聴診上、第Ⅲ度の全区間性逆流性収縮期雑音を聴くことができました。心拍数は78回/分で、リズムも整でした。約10年前から心房細動を起こしましたが、徐々に心不全症状もとれ、その後、臨床的には安定しておられます。

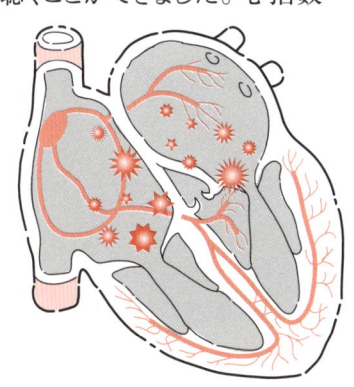

WHAT

この方は11歳の少女の頃に、**急性リウマチ熱に罹り、以後、僧帽弁閉鎖不全**を起こされました。

一般に**リウマチ熱に罹患した方は**、初期治療が完全に行われていない場合、**約10%が心臓弁膜症**を起こします。この方の場合がそうです。長い経過の中に「心房細動」を起こしてきたのだと考えられます。この心電図では、心房細動のため、心房拡大や心室肥大などの明らかな所見は見られません。

この方は国立循環器病センターで人工弁置換術を受けた後、現在は、抗凝血剤のワーファリン錠1mg 2錠/日と、強心薬のジゴキシン錠0.25mgの処方を1回/日行い、プロトロンビン値の測定は3か月に1回行っています。

■心電図診断：心房細動（僧帽弁閉鎖不全）

Q16 この心電図のリズムは何でしょうか？

A.洞徐脈　B.心房性不整脈　C.徐脈性心房細動

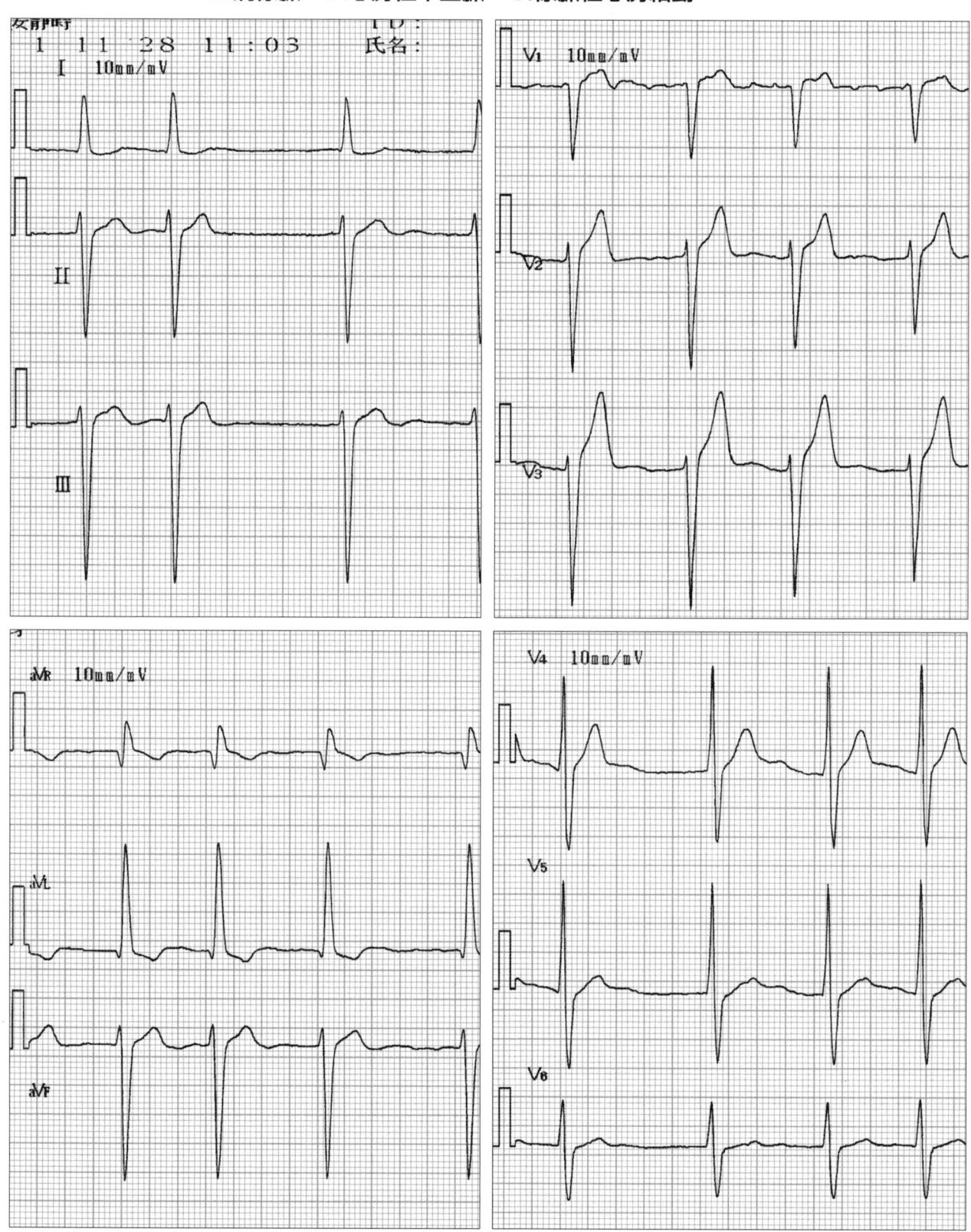

CASE-16
73歳の男性。24年前から動悸があり、高血圧を指摘された。

HOW

① 較正曲線：1mV＝10mm

② 心拍数：76回／分（不整）

③ リズム：不整（P波が見られない。R-R間隔も一定しない）

④ PR間隔：測れない

⑤ P波：見当たらない。平坦なf波になっている

⑥ QRS群：幅0.13秒（延長）、深いS波が第Ⅱ・Ⅲ誘導、aV_F、V_4〜V_6で見られる

⑦ QT間隔：0.40秒

⑧ 平均電気軸：第Ⅰ誘導で＋8mm、第Ⅲ誘導のS波 －24mm → －72°（病的左軸偏位）

⑨ 胸部誘導におけるR波の増高：V_4で急に高くなっている

⑩ 異常Q波：見られない

⑪ ST部分：問題なし

⑫ T波：正常

⑬ U波：正常範囲

WHY

この心電図は一見したところ整に近いところもありますが、P波も見られず、R-R間隔が一定しないところから、心房細動を起こしていることがわかります。
また、QRS群の幅も広く、第Ⅱ・Ⅲ誘導、aV_Fの深いS波は左脚前枝ヘミブロックを示しており、またV_4〜V_6の深いS波は右室肥大を意味します。V_2のS波とV_5のR波の和が38mmを越え、おそらく左室肥大があり、両室肥大があるものと考えられます。
この方は、24年前から高血圧（200/110mmHg）を指摘され、動悸を訴えておられました。その結果、国立京都病院に入院し、精密検査を行いましたが、腎機能にも異常がなく、減塩食で血圧も130/80mmHgとなったために退院となりました。

初診時の血圧は170/100mmHg、心電図所見も正常リズムを示していました。約10年前に胆石の手術のため、同病院に入院されました。その後、心房細動を起こしたようです。
長年の高血圧によって心房細動を起こしたものと考えられますが、最近では、血圧も140/90mmHg前後となり、自覚症状も軽減し、経過しています。

WHAT

この方は、基礎疾患として高血圧があることに加え、かなりの美食家で飲酒量も多く、家族歴でも母親が高血圧で死亡しておられます。冠動脈疾患の誘発因子が複数見られます。
したがって、心電図から「徐脈性心房細動＋左脚前枝ヘミブロック＋両室肥大」があるものと診断できるわけです。
クイズの答えはC.です。
治療として、β-ブロッカーのテノーミン錠25mg・2回／日（またはロプレソール錠20mg）、アスピリン剤のバイアスピリン錠100mg・1回／日、AT_1受容体ブロッカーのARB（ミカルディス）錠40mg・1回／就寝時（またはロサルタン錠50mg）の処方を行っています。

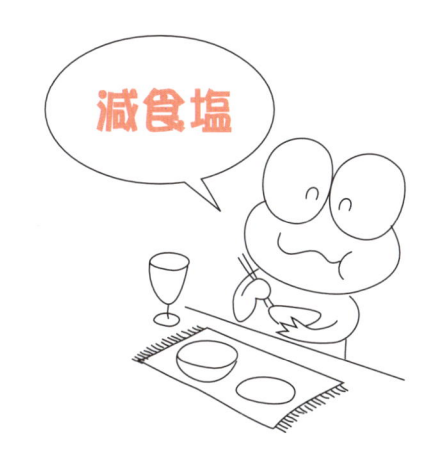

■心電図診断：徐脈性心房細動＋左脚前枝ヘミブロック＋両室肥大

Q17 この心電図のQRS波は？

A. 完全右脚ブロック　B. 完全左脚ブロック　C. 完全右脚ブロック＋心房細動

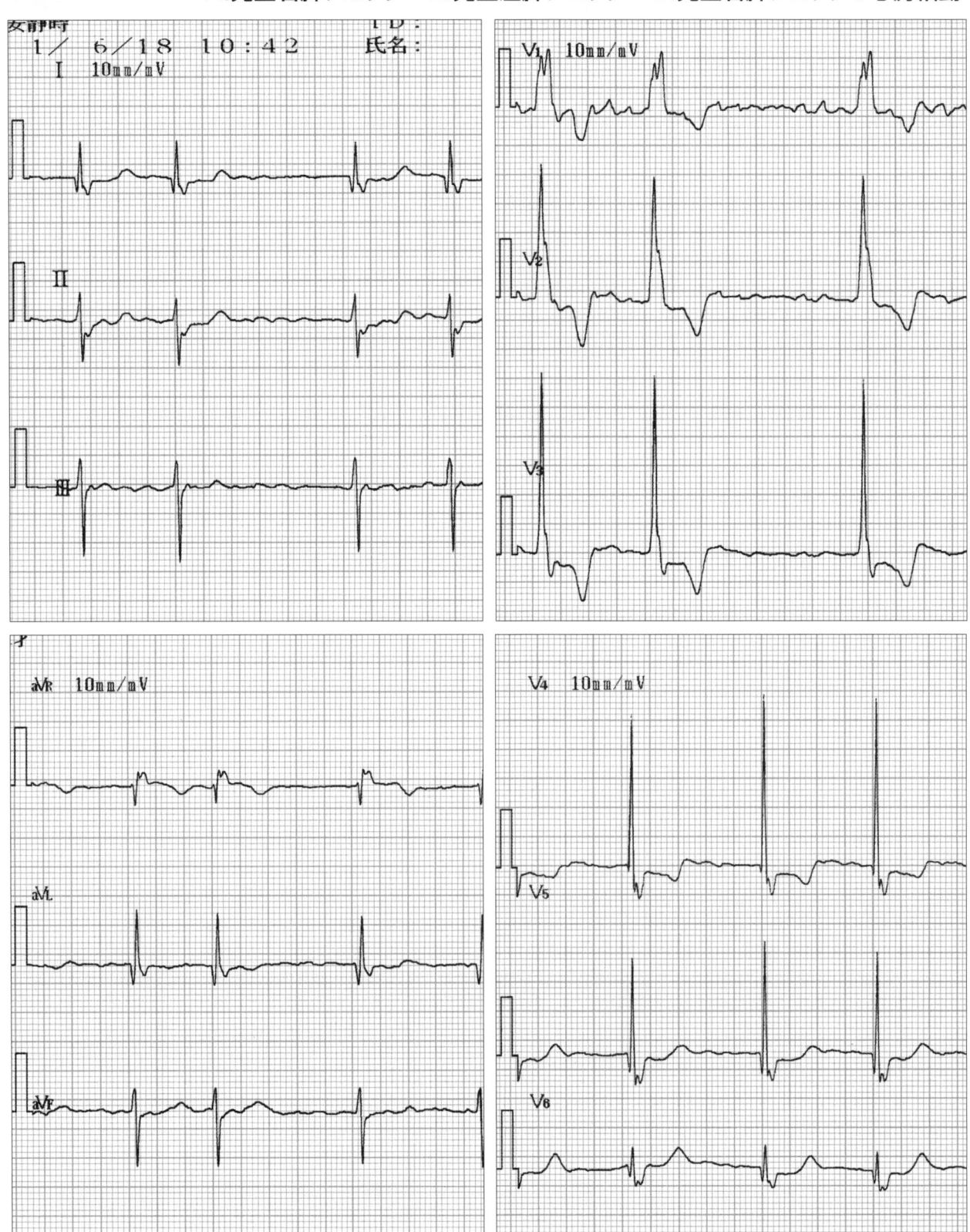

CASE-17
70歳の男性。受診10か月前に下痢を起こしてから脈が乱れた。

HOW

① 較正曲線：1mV＝10mm

② 心拍数：40〜85回/分（心拍ごとに変わる）

③ リズム：不整（P波は見られず、R-R間隔も不整）

④ PR間隔：測定できない

⑤ P波：見られない

⑥ QRS群：幅0.15秒（延長）、V₁でM型を示す。R波の高さ／第Ⅰ誘導で7mm、V₅で27mm

⑦ QT間隔：0.52秒（延長）

⑧ 平均電気軸：第Ⅰ誘導で＋5mm、第Ⅲ誘導で－8mm→－52°（病的左軸偏位）

⑨ 胸部誘導におけるR波の増高：V₁〜V₆までR波があり、V₃で最高（30mm）

⑩ 異常Q波：なし

⑪ ST部分：著明な低下はない（完全右脚ブロックの二次的変化）

⑫ T波：V₁〜V₄まで、陰性化（完全右脚ブロックの二次的変化）

⑬ U波：見られない

WHY

この心電図はリズムが不整で、P波が見当たりません。またR波の波形も、V₁でM型をとり、QRS群の幅も0.15秒と延長しています。

生来健康で今まで通常の診察を受けたことがなかったそうですが、5年前にひどい下痢のため近くの病院に入院し、治療を受けました。その後から脈が乱れて、息苦しくなったことに気づきました。

初診時の心拍数は100回/分、血圧も160/110mmHgと高く、高血圧の治療を開始しました。以後、心拍数、血圧も正常範囲となり、とられたのがこの心電図です。上記の病歴と心電図所見から、おそらく長年にわたる高血圧があり、心房細動を起こしたものと考えられます。

QRS群の幅も広く、完全右脚ブロックの所見も見られます。一般に完全右脚ブロックは、幼児期から見られることもあり、完全左脚ブロックと比べると予後は良好だと考えられてきました。

その原因にはいろいろなものが挙げられます。中年以降に初めて右脚ブロックが起こった人の場合は、約半数の方で高血圧によって起こってくるということが、最近5年間の私のクリニックにおける心電図調査で明らかになりました。

WHAT

このケースは、臨床的には高血圧があり、その結果、「心房細動」に「完全右脚ブロック」を併発したものであると考えるのが妥当。クイズの答えは C. です。

現在、βブロッカーのテノーミン錠25mg・2回/日（またはカルビスケン錠5mg）、血小板凝集抑制剤のペルサンチン錠25mg・3回/日、アスピリン剤のバイアスピリン錠100mg1錠/日を処方し、臨床的には自覚症状もなく、経過しています。

心房が細かく揺れ 心室に遅く伝わり きざむ脈拍

■心電図診断：心房細動＋完全右脚ブロック

Q18 この心電図のリズムは何でしょうか？

A. 正常　B. 第Ⅰ度房室ブロック　C. 第Ⅰ度房室ブロック＋陳旧性下壁心筋梗塞

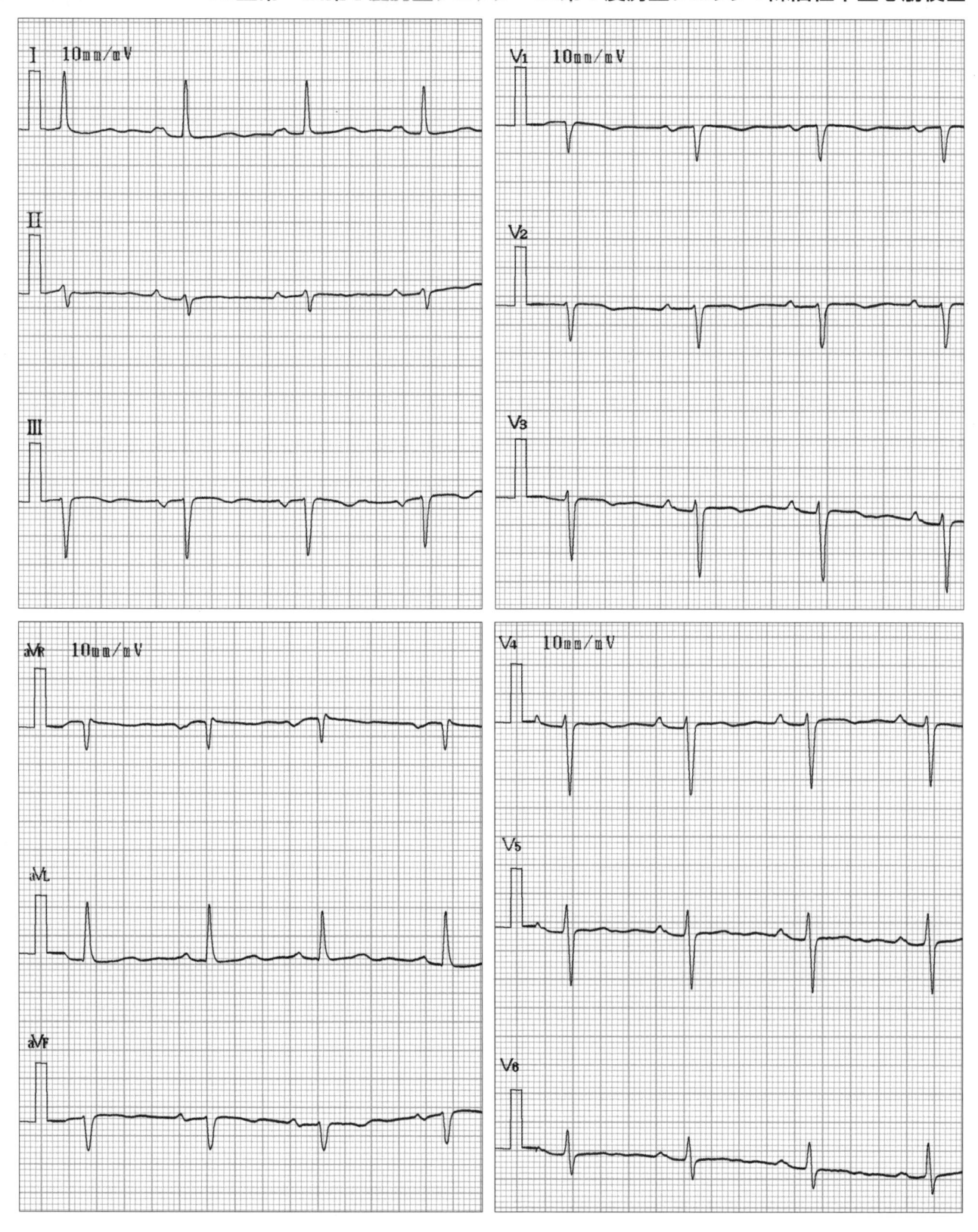

CASE-18
91歳の女性。生来健康であったが、10年前から高血圧ぎみとなった。

HOW

①較正曲線：1mV＝10mm

②心拍数：66回／分（整）

③リズム：整（P-P＝R-R）

④PR間隔：0.24秒（延長）

⑤P波：第Ⅱ誘導で高さ1.5mm、幅0.09秒（正常）

⑥QRS群：幅0.08秒、R波の高さ／第Ⅰ誘導で10mm、V_5で6mm

⑦QT間隔：0.40秒

⑧平均電気軸：第Ⅰ誘導で＋10mm、第Ⅲ誘導で－10mm→－30°（左軸偏位）

⑨胸部誘導におけるR波の増高：V_5〜V_6の間に移行帯がある（R/S比がV_1で1.0である）

⑩異常Q波：第Ⅲ誘導とaV_Fに深いQ波がある

⑪ST部分：正常（上昇も下降も見られない）

⑫T波：全誘導でST-T波が平坦化しており、第Ⅲ誘導、aV_Fで陰性化

⑬U波：著明なU波は見られない

WHY

この心電図を一見していえることは、**PR間隔が延長**していることです。**胸部誘導から心臓が時計軸回転をしていること、第Ⅲ誘導とaV_FのQRS群がQS型**、また**P波も第Ⅲ誘導とaV_Fで二相性**を示していることに気づきます。

この方は、43歳のときに子宮筋腫の摘出術を受けた以外には、これといった病歴を知らず、第二次世界大戦の最中から終戦後の10年間は病身の夫を助け、4人の子供たちの成長を見守る一方、生け花と茶道の師匠として、健康であることを自らの信条として元気に過ごしていました。

70歳頃から高血圧による目まいを起こしましたが、服用により症状もとれ、元気にしていました。

この心電図は91歳のときに、たまたまクリニックを訪れた際にとったもの。まったく無症状の中に「**下壁心筋梗塞**」を経過していました。**PR間隔の延長も年齢的変化**によるものです。

WHAT

この方は、43歳のときに子宮筋腫の手術を受けたほかはすべて健康でした。

心電図所見では、91歳の年齢にもかかわらず不整脈もありませんが、「**第Ⅰ度房室ブロック**」と「**陳旧性下壁心筋梗塞**」が見られました（クイズの答えはC.）。自覚症状もなく経過しているために、あえて積極的な治療は行いませんでした。

阪神大震災の恐怖体験が非常に大きな精神的ショックとなり、その翌年、右口腔内肉腫を患い、94歳で亡くなりました。

実は、この心電図は、ほかならぬ私の母のものであります。

心電図
母の所見を
いまに見て
過ぎにし日々を
想うこの頃

■**心電図診断**：第Ⅰ度房室ブロック＋陳旧性下壁心筋梗塞

Q19 この心電図の鋸歯状の波形は？

A.発作性上室性頻拍　B.心房粗動　C.心房細動

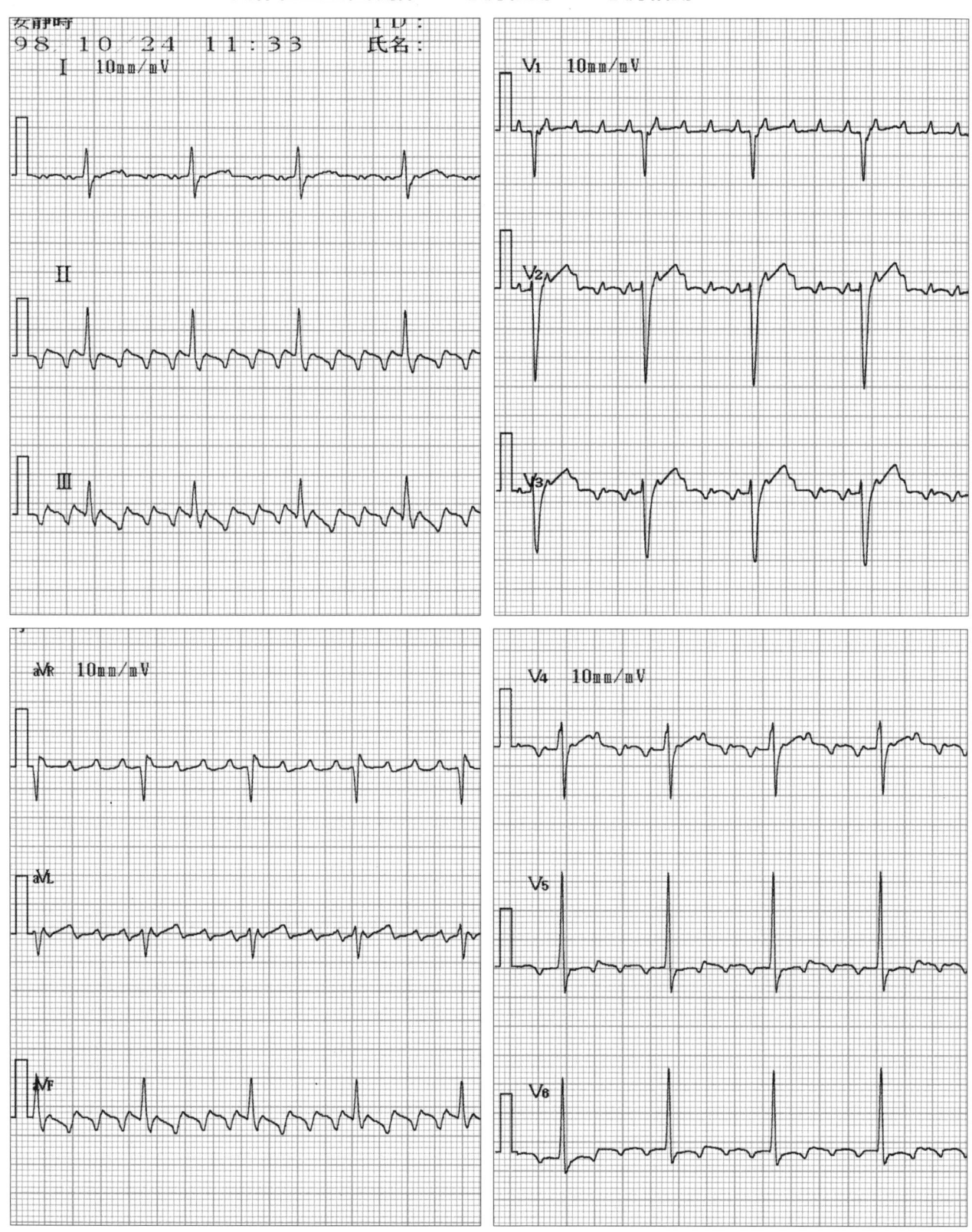

CASE-19
53歳の男性。数年前より動悸を自覚。

HOW

① 較正曲線：1mV = 10mm

② 心拍数：80回/分

③ リズム：整（P波は見られないがF波に対してR波が4：1の割合）

④ PR間隔：不明

⑤ P波：なし（代わりにF波が見られる）

⑥ QRS群：幅0.08秒、R波の高さ／第Ⅰ誘導で5mm、V_5で17mm

⑦ QT間隔：約0.32秒（V_2、V_3）

⑧ 平均電気軸：第Ⅰ誘導で+2mm、第Ⅲ誘導で+4mm → +70°

⑨ 胸部誘導におけるR波の増高：問題なし

⑩ 異常Q波：なし

⑪ ST部分：問題なし

⑫ T波：V_2～V_6までに見られる

⑬ U波：見られない

WHY

このケースは、R-R間隔は一定していますが、**P波が見当たりません**。その代わりに**鋸歯状の"F波"**が見られ、**F波とR波の割合が4：1**になっています。この波を「**心房粗動波**」と呼びます。心房粗動の刺激の発生場所は、洞結節に非常に近いのですが、その発生が頻回で、4回の刺激に対して心室の反応（R波）が1回という割合で**規則性が保たれています**。**これが心房細動との違い**ですね。

この方は若いころからスポーツ万能で、体力に自信があり、トライアスロンに挑戦しておられました。皆さんご存知のように、トライアスロンは極限のスポーツといわれるほど過酷な運動です。

それを続けていたことが原因で、数年前から動悸を自覚するようになり、受診されました。

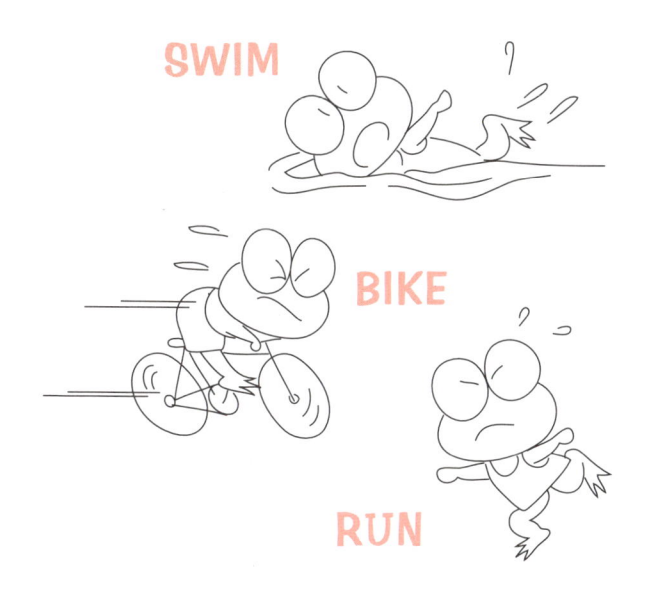

WHAT

この心電図は「**心房粗動**」です。というわけで、クイズの答えは **B.**。

R-R間隔が一定であるため、自覚症状のない方が多いようです。

この方の場合、心房細動になったときもあり、強心剤のジゴキシン錠0.25mg・1回/日と、抗不整脈剤のリスモダンカプセル100mg・3回/日（またはノルペースカプセル100mg）の処方により正常洞リズムに復帰した後、現在はハーフジゴキシンky錠1回/日で順調に経過しています。

一般に抗不整脈剤は、長期にわたって使用するものではなく、不整脈が治れば減量または中止をしてください。ときには催不整脈作用を起こすからです。

心房がぎざぎざ揺れて心室に伝導されてきざむ脈拍

■ 心電図診断：心房粗動

Q20 ときどき見られる幅広いQRS群は？

A. 心房期外収縮　　B. 心室期外収縮　　C. W.P.W.症候群

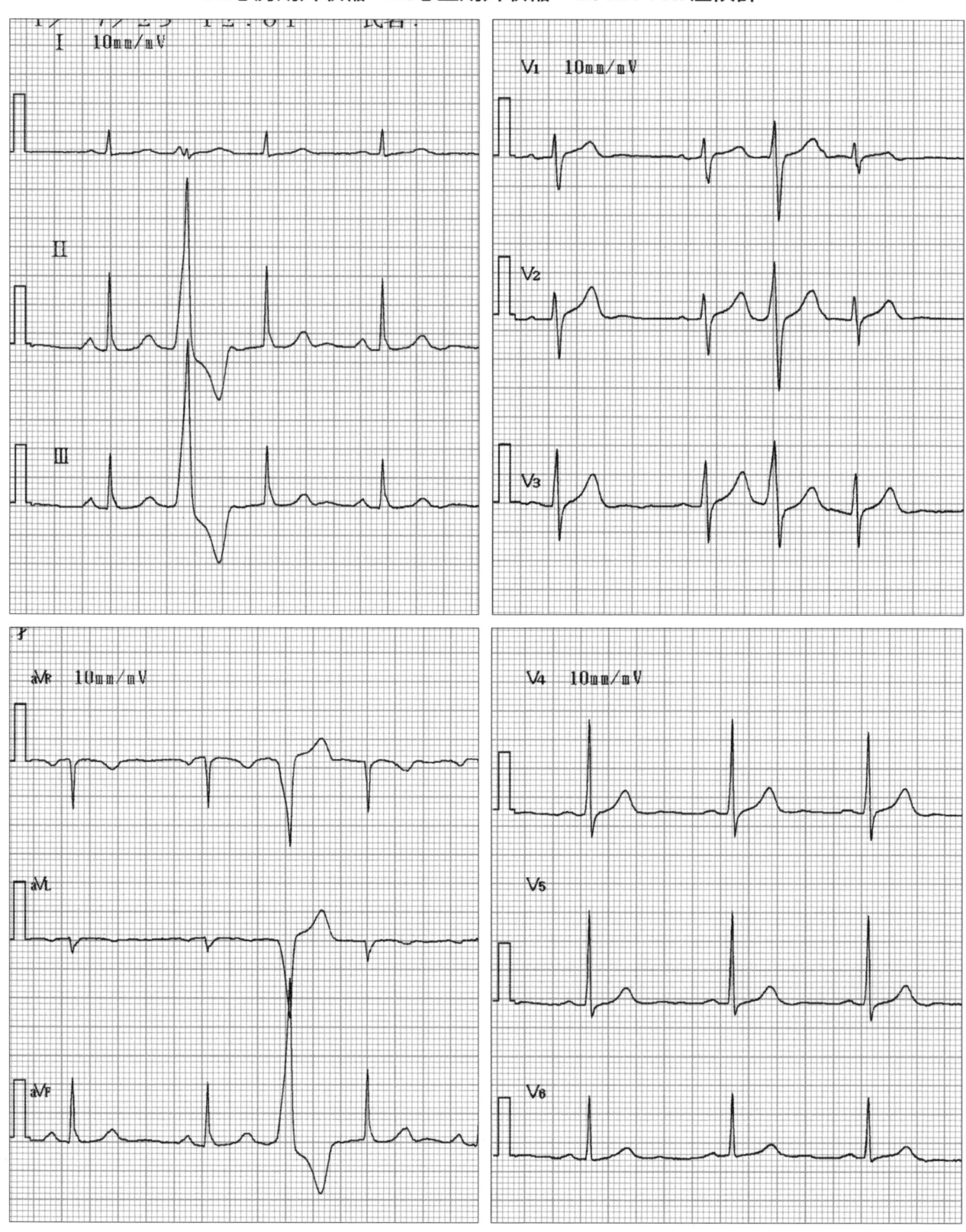

CASE-20
64歳女性。4年前から不整脈と動悸を自覚。

HOW

① 較正曲線：1mV = 10mm
② 心拍数：61回／分
③ リズム：整（P-P=R-R）。四肢誘導とV₁〜V₃に不整脈
④ PR間隔：0.17秒
⑤ P波：第Ⅱ誘導で高さ2mm、幅0.10秒
⑥ QRS群：幅0.08秒、R波の高さ／第Ⅰ誘導で3mm、V₅で16mm。四肢誘導とV₁〜V₃に幅広いQRS波形
⑦ QT間隔：0.40秒
⑧ 平均電気軸：第Ⅰ誘導で+3mm、第Ⅲ誘導で+8mm → +75°
⑨ 胸部誘導におけるR波の増高：正常
⑩ 異常Q波：なし
⑪ ST部分：正常
⑫ T波：正常
⑬ U波：問題なし

WHY

このケースの心電図は一見して、四肢誘導の第Ⅰ・Ⅱ・Ⅲ誘導、aV_R、aV_L、aV_Fと胸部誘導のV₁〜V₃に、**突然、幅広い大きなQRS群が表れます。**

これは明らかに、正常のタイミングではない時期に心室が興奮して発生した「**心室期外収縮**」だということがわかります。そうです、クイズの答えは**B.**。

その所見を除けば、ほかの所見はすべて正常であり、特に異常は見られませんね。

ここで、よく四肢誘導の第Ⅰ・Ⅱ・Ⅲ誘導、aV_R、aV_L、aV_Fを見直してください。

心室期外収縮（VPC）が起こった直後には、P波が見られませんね。一見、正常の幅のQRS群が出ているのですが、その次の心拍との間隔が短く、2つ目の心拍でようやく正常のリズムに復帰しています。

WHAT

房室伝導異常を下の図のように、グラフで表示してみましょう。P波の始まり（A）から房室接合部（A・V）を通して、心室（V）に伝わっていく刺激の流れを示します。

第3心拍は「**間入性心室期外収縮（interpolated VPC）**」となり、第4心拍は「**潜伏伝導（concealed conduction）**」を起こしたためにP波が見えないわけです。この分析図は、ご自分でも使ってみてください。この方は治療の必要はなく、正常洞リズムも復帰しました。

房室伝導異常（分析図＝ladder diagram）

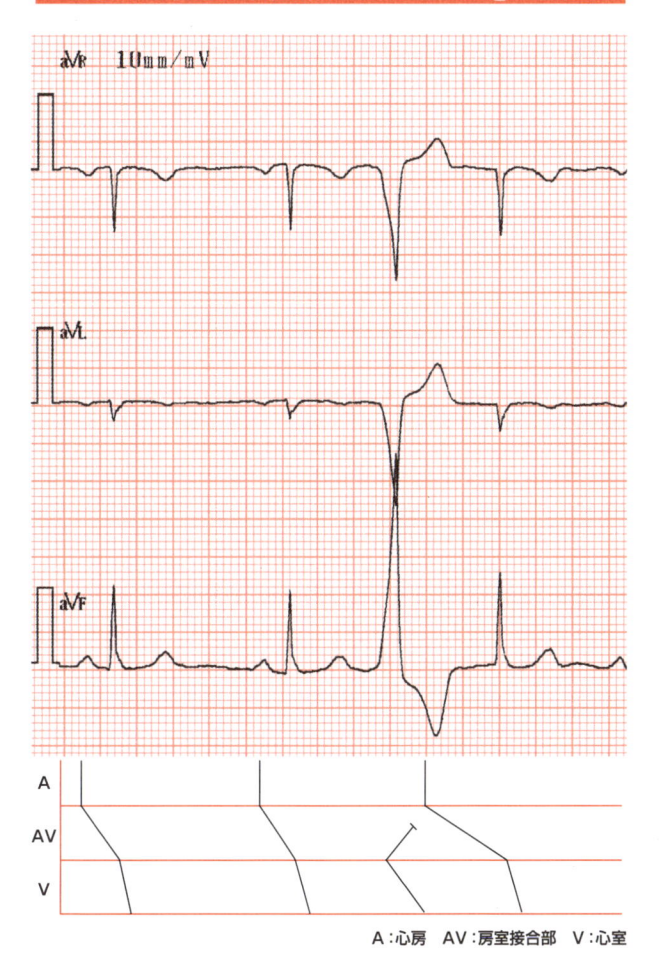

A：心房　AV：房室接合部　V：心室

■**心電図診断**：心室期外収縮

Q21 ときどき見られる幅広いQRS群は？

A. 心室期外収縮　B. 完全左脚ブロック　C. 心房早期収縮＋左脚ブロック変行伝導

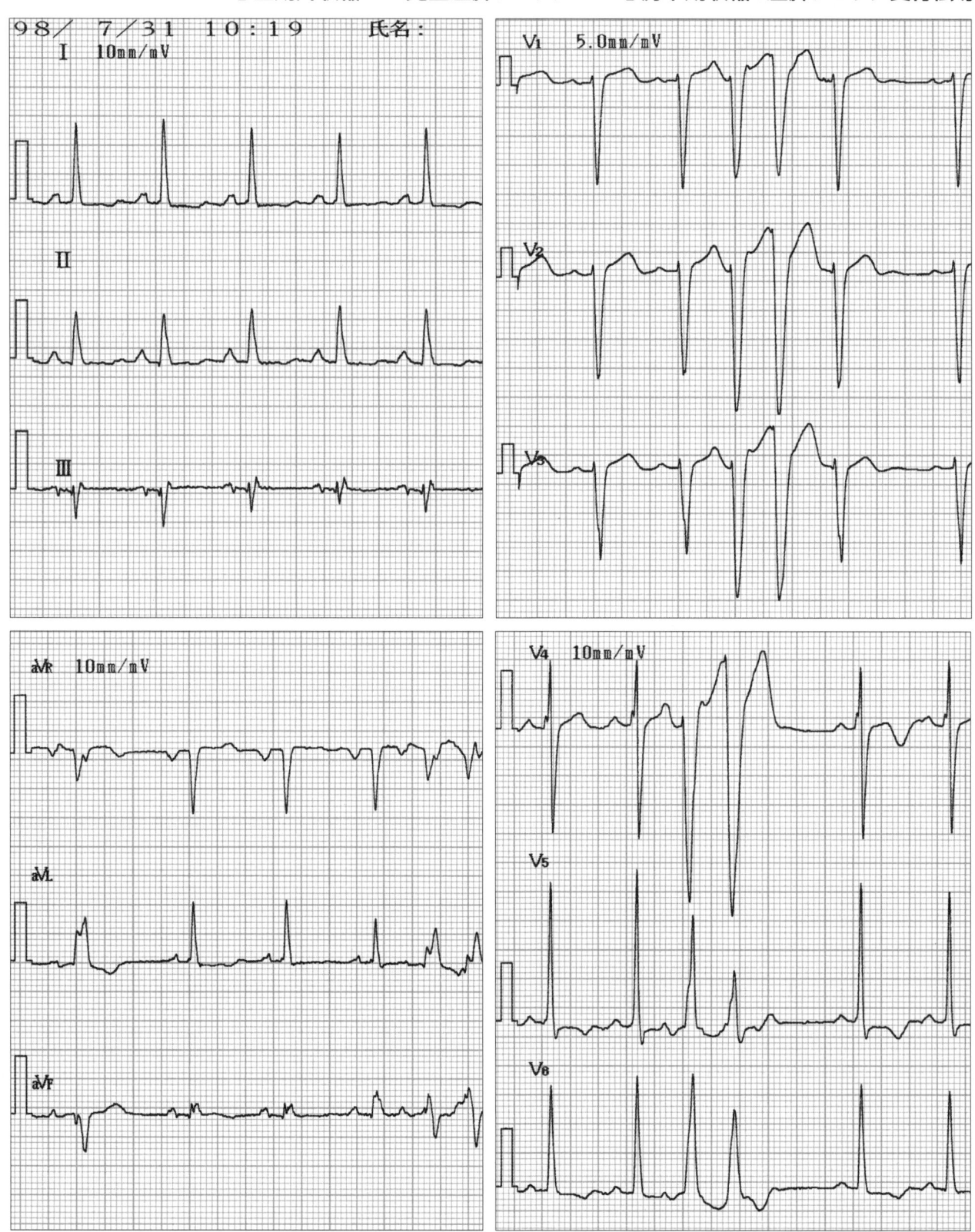

CASE-21
50歳の男性。5年前より高血圧があり、ときどき動悸を自覚。

HOW

①**較正曲線**：1mV＝10mm

②**心拍数**：99回/分（ときどき不整）

③**リズム**：整の部分はP-P＝R-R、不整の部分は不規則なQRS群を連発

④**PR間隔**：0.17秒

⑤**P波**：第Ⅱ誘導で高さ2mm、幅0.09秒。第Ⅲ誘導、aV_Fで二相性、ときどき早期収縮が見られる

⑥**QRS群**：不整脈の部分では、0.14秒と幅広い波形が連発

⑦**QT間隔**：0.35秒

⑧**平均電気軸**：第Ⅰ誘導で＋14mm、第Ⅲ誘導で－5mm→＋10°

⑨**胸部誘導におけるR波の増高**：V_1〜V_3と低く、V_4で急に高くなっている。

⑩**異常Q波**：見られない

⑪**ST部分**：第Ⅰ誘導、V_5、V_6で下降

⑫**T波**：第Ⅰ誘導、第Ⅱ誘導、V_4〜V_6で陰性化

⑬**U波**：特に見られない

WHY

この心電図には、**2つの種類の違った不整脈**があることに気がつきましたか？

各誘導で正常拍リズムの後、**P波が早期に収縮し、その後のQRS群の幅が広く**なっています。正常洞リズムのときでもQRS群の波形は、**「完全左脚ブロック」型**をとっており、第Ⅲ誘導やaV_Fでr'Sr'型またはrr'型を示しています。

前ケースの心室期外収縮との違いは、**QRS群の前にP波が見られる**ことです。QRS群の振れは正常のときも、不整脈を起こしたときも同じ方向に振れていますね。

これは心房早期収縮が起こったために、心室がまだ電気的に十分回復していない状態で、心房から電気刺激が伝わっているのです。房室接合部も、まだ目が覚めていない状態だと考えられます。

このタイミングで刺激が伝わってくるわけですから、房室結節に入った刺激は左脚が右脚に比べて伝導時間が比較的速いため、左脚に伝導していきます。

そのため、心房早期収縮が起こった後に、正常のQRS群が続くのではなく、幅の広いQRS群が続いたのです。これを**「左脚ブロック変行伝導」**（left bundle branch aberration）と呼んでいます。

病歴から高血圧があり、心電図所見から左房も大きく、またこの**幅広いQRS群が2つ重なっているので、2連発と呼びます。完全左脚ブロックを起こしている**と思われます。

一般に、左脚ブロックの原因は冠疾患によることが多く、この方も胸部誘導から、明らかに**左室側壁の虚血**があったと思われます。

WHAT

心電図診断は「**心房早期収縮＋左脚ブロック変行伝導**」です。クイズの答えは**C**.。

臨床的には、高血圧か左室の心筋虚血を起こしたものと考えられました。残念ながらこの方は、6か月後に急性心筋梗塞となり、亡くなられました。

幅広いQRSが時として2つ重なりきざむ脈拍

■**心電図診断**：心房早期収縮＋左脚ブロック変行伝導

Q22 この幅広いQRS群は何でしょうか？

A.完全右脚ブロック　B.完全左脚ブロック　C.完全右脚ブロック＋左脚前枝ヘミブロック

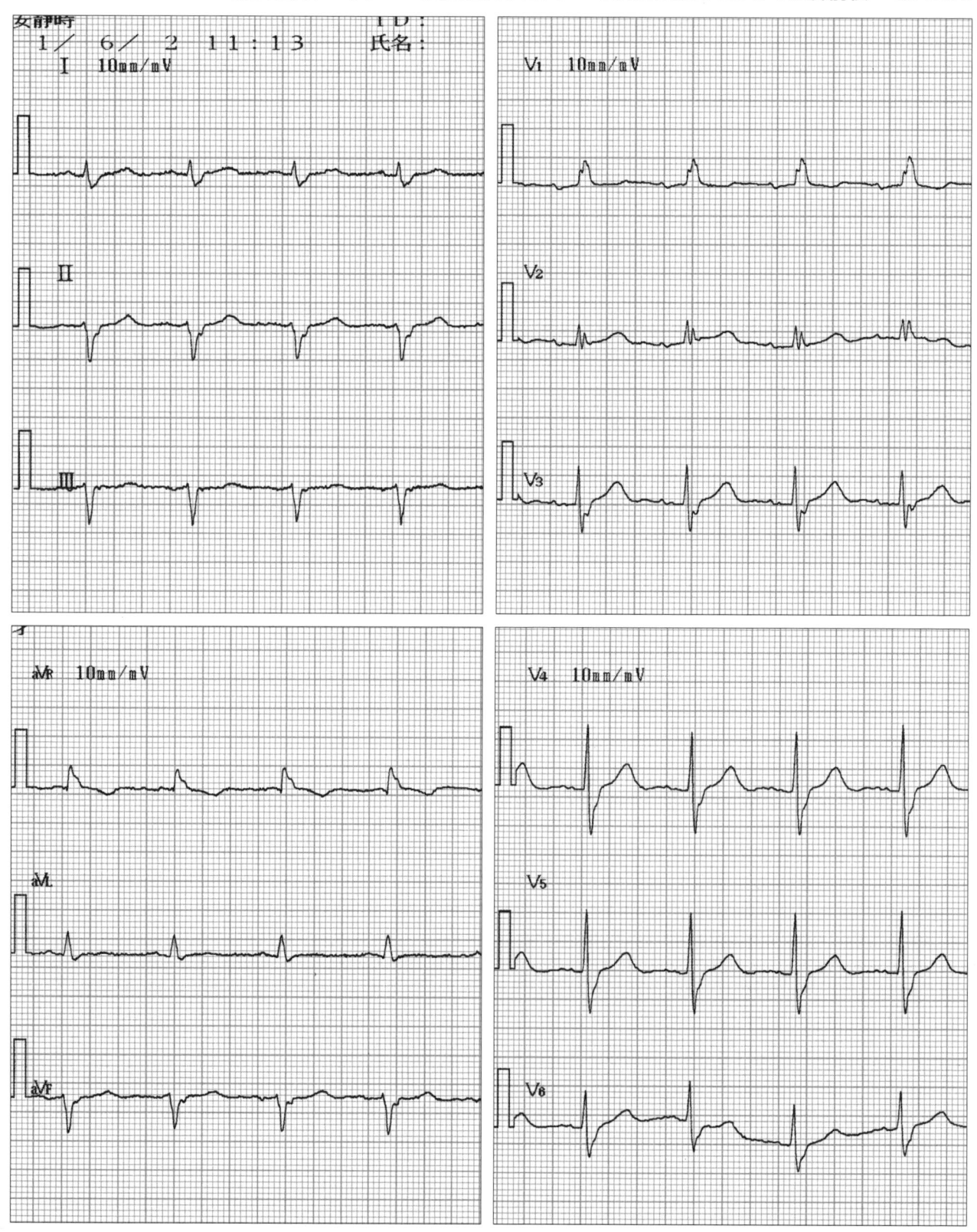

CASE-22
78歳の男性。1週間前から風邪で咳がよく出る。

HOW

① **較正曲線**：1mV＝10mm

② **心拍数**：78回／分

③ **リズム**：整（P-P＝R-R）

④ **PR間隔**：0.16秒

⑤ **P波**：全誘導で扁平。第Ⅰ・Ⅱ誘導、V_3〜V_6で二峰性

⑥ **QRS群**：幅0.14秒（延長）。aV_Rで上向きとなっている

⑦ **QT間隔**：0.42秒（やや延長）

⑧ **平均電気軸**：第Ⅰ誘導で0、第Ⅲ誘導で−7mm→−92°

⑨ **胸部誘導におけるR波の増高**：V_1・V_2でM型、V_4〜V_6でRS型であり、右室肥大を示す

⑩ **異常Q波**：なし

⑪ **ST部分**：問題なし

⑫ **T波**：正常

⑬ **U波**：見られない

WHY

このケースの心電図は、まずP波が扁平で見にくいのですが、よく見ると二峰性となっている誘導が多いのです。

胸部誘導のQRS群の波形から、右室肥大があると考えられます。また、幅も0.14秒と広く、**完全右脚ブロック**を示しています。第Ⅱ誘導、第Ⅲ誘導、aV_FのS波が深いことから、**左脚前枝ヘミブロック**があると考えられます。

そうです、クイズの答えはC。

この右脚ブロックと左脚ヘミブロックはいわゆる「**二束ブロック**」と呼ばれるものです。2本の伝導路が切れていると考えられ、その原因はおそらく冠動脈の心室中隔枝が、小さな梗塞を起こしたものだと思われます。病歴をうかがって見ると、50年間も1日40本以上のタバコを吸っておられ、そのため、診察時には絶えず持続性の空咳があります。聴診すると、両肺野に乾性クラックル音が聴かれ、「**慢性肺線維症**」と考えられました。

aV_RでQRS群の主な振れが陽性になっているのは極めて稀で、おそらく、左脚前枝ヘミブロックのためだと考えられます。

WHAT

このケースの心電図所見から「**完全右脚ブロック＋左脚前枝ヘミブロック（二束ブロック）**」があると診断できます。

禁煙を何度も進めましたが、ついに実行されず、この本を書いている最中に**急性前壁側壁心筋梗塞**による**急性うっ血性心不全**を起こされ、淀川キリスト教病院に入院され、数時間後に亡くなりました。

このような**慢性肺線維症に心筋梗塞を併発**した場合は、極めて予後が不良です。同じような心電図所見を見られた場合は、要注意ですね。

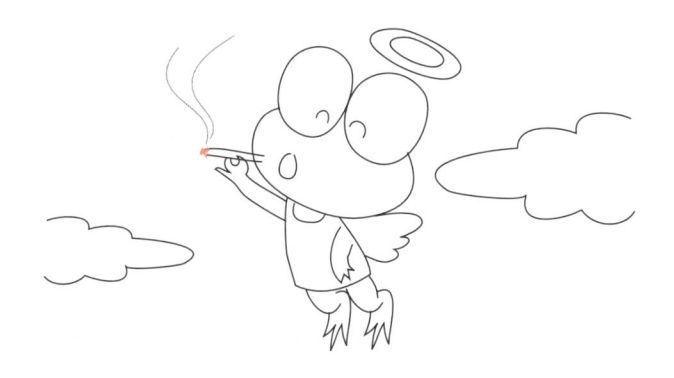

■**心電図診断**：完全右脚ブロック＋左脚前枝ヘミブロック（二束ブロック）

Q23 第Ⅲ誘導、aVFに見られる深いQ波は？

A.陳旧性下壁心筋梗塞　B.完全右脚ブロック　C.前壁心筋梗塞

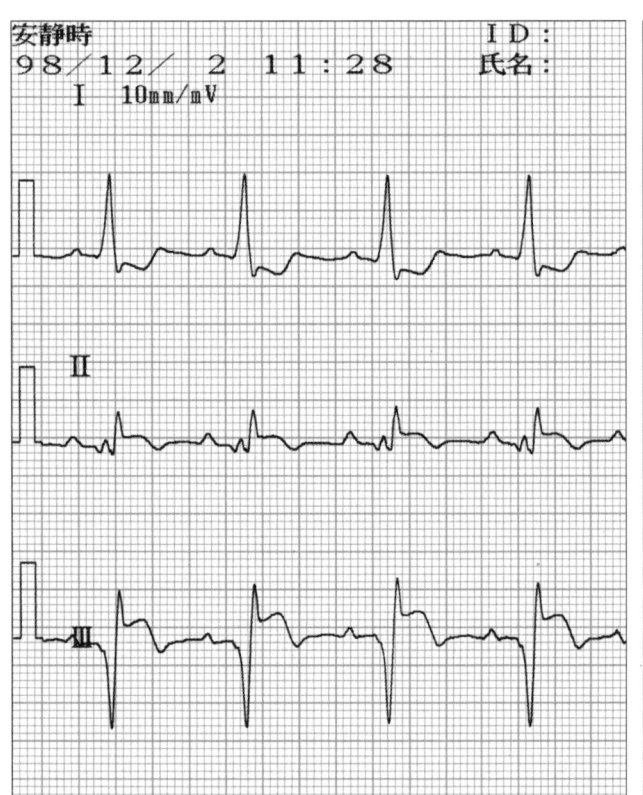

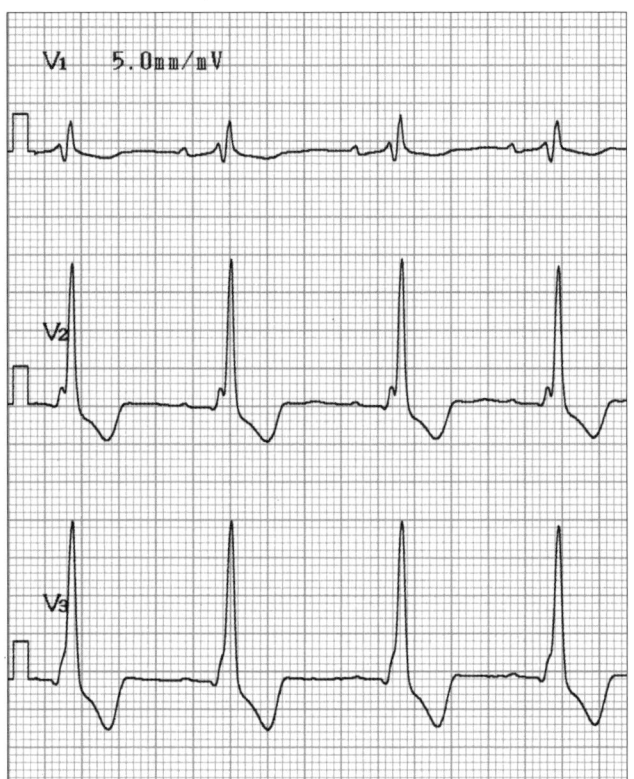

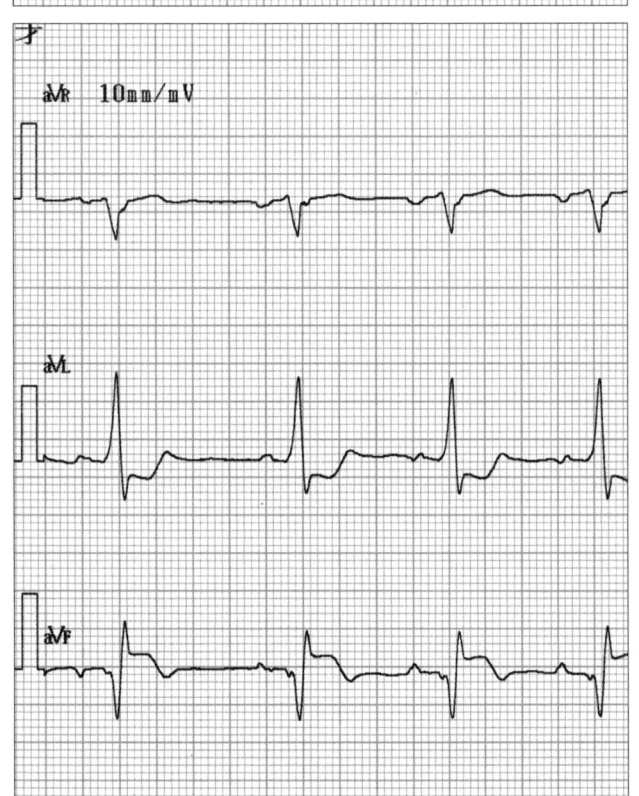

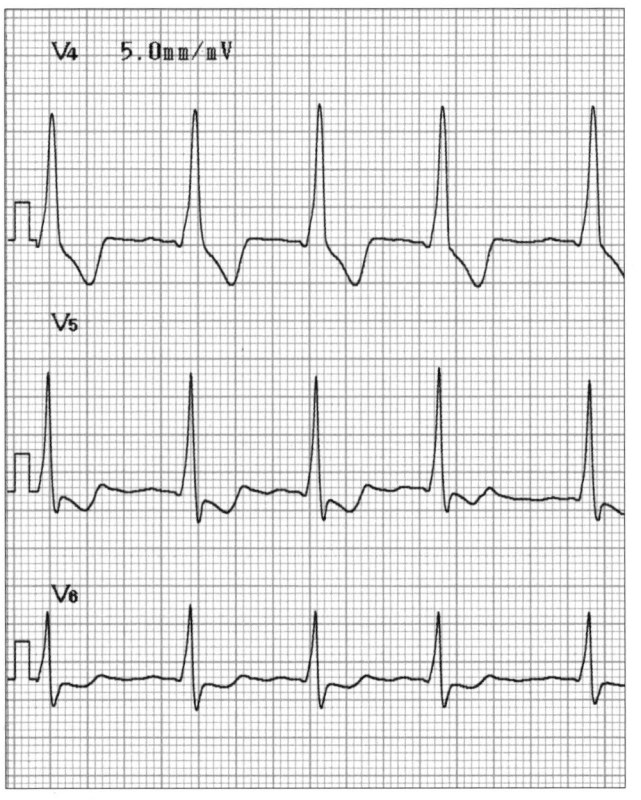

CASE-23
69歳の女性。43歳のときから心電図異常を指摘される。

HOW

① 較正曲線：1mV＝10mm（V_1〜V_6で1mV＝5mm）

② 心拍数：74回／分

③ リズム：整（P-P＝R-R）、第Ⅰ・Ⅱ・Ⅲ誘導に幅広いQRS群が見られる

④ PR間隔：0.16秒

⑤ P波：第Ⅱ誘導で幅0.12秒、高さ1.5mm

⑥ QRS群：幅0.12秒、R波の高さ／第Ⅰ誘導で11mm、V_5で44mm

⑦ QT間隔：0.40秒

⑧ 平均電気軸：第Ⅰ誘導＋11mm、第Ⅲ誘導－5mm→＋3°

⑨ 胸部誘導におけるR波の増高：V_3で最も高くなり48mm（反時計軸回転）

⑩ 異常Q波：第Ⅲ誘導で深さ10mm、aV_Fで5mm

⑪ ST部分：第Ⅱ・Ⅲ、aV_Fで上昇（2〜4mm）、V_3〜V_6で下降

⑫ T波：陰性（第Ⅱ・Ⅲ誘導、aV_F、V_2〜V_4）

⑬ U波：V_4〜V_5で陰性U波

WHY

このケースは43歳のときに半日ドックを受け、「少し心電図に異常があるが、正常範囲だろう」といわれました。その翌年の健康診断では「**冠不全**」の疑いがあるといわれ、1年間のうちに心電図所見に変化が表れてきました。

さらにその翌年、ある日の夕方の休憩中に「**胸に棒を差し込まれたような痛み**」を感じましたが、すぐに治り、その後も普通の日常生活を送っていました。

私のクリニックでの受診3年前に子宮筋腫の手術を受けましたが、胸の痛みはその後はなく、ときどき動悸を感じるとのことでした。

その後、国立循環器病センターでMRI検査を受け、**心臓の4分の1が弱っていると指摘**されましたが、心筋症か心筋梗塞かわからないとのことでした。

私のクリニックを受診された翌年に高知に旅行中、**心停止**を起こされました。幸い、近くの病院で直ちに蘇生され、大阪に帰ってこられました。

この心電図は、4年前にとられたものですが、相変わらず、**胸部圧迫感がある**と訴えておられました。

WHAT

いったい、このケースは何が原因であったかということですが、国立循環器病センターで心筋生検を行った結果、「**類肉腫症（sarcoidosis）**」と診断されました。また昨年、再び心室細動を起こされたため、Ｓ病院に入院して治療を受けられました。その後、**除細動器の植込術**を受け、現在に至っております。

きわめて稀な疾患ですが、この心電図でわかることは、ときどき**心室期外収縮**も見られますが、**広範囲の下壁心筋梗塞により、心室瘤が形成されている**と診断しても、心電図学的には間違いではありません（クイズの答えはA.）。

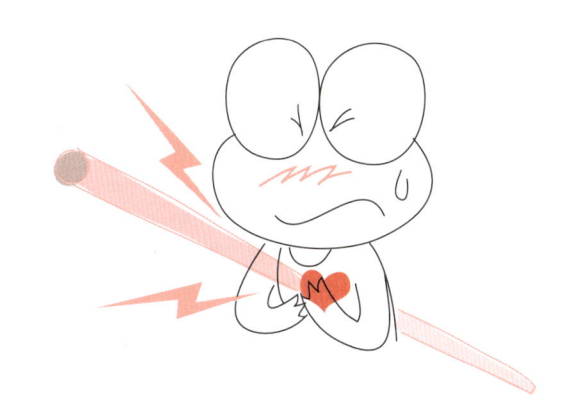

■心電図診断：陳旧性下壁心筋梗塞

Q24 V₁、V₂に見られるQRS群の波形は？

A. 不完全右脚ブロック　B. 完全右脚ブロック　C. 完全左脚ブロック

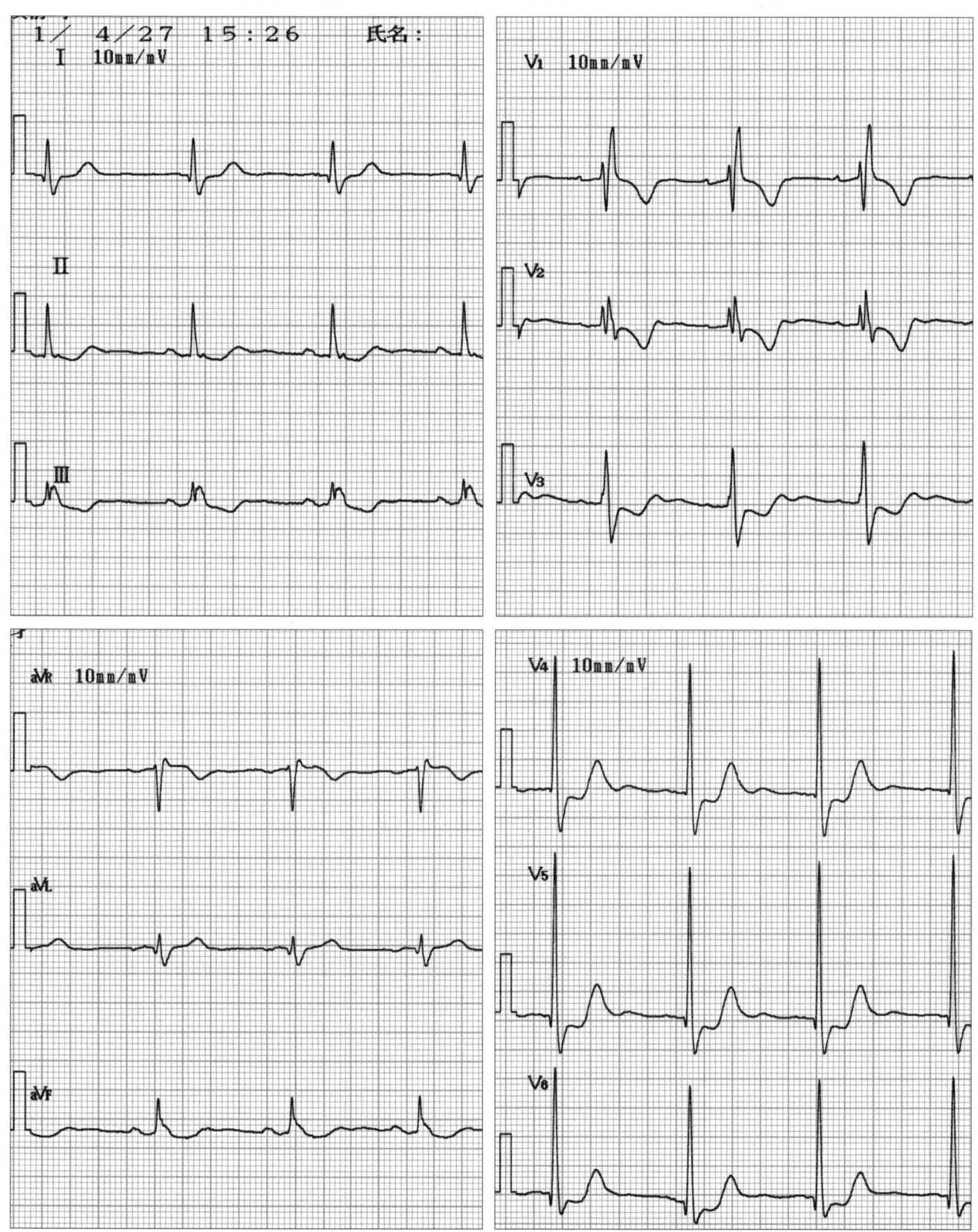

CASE-24
56歳の女性。10年前から高血圧で、ときに胸部圧迫感。

HOW

① 較正曲線：1mV = 10mm

② 心拍数：62回/分

③ リズム：整（P-P=R-R）

④ PR間隔：0.20秒

⑤ P波：第Ⅱ誘導で高さ1mm、幅0.09秒

⑥ QRS群：幅0.12秒、R波の高さ／第Ⅰ誘導で6mm、V₅で26mm

⑦ QT間隔：0.43秒

⑧ 平均電気軸：第Ⅰ誘導で＋3mm、第Ⅲ誘導で＋4mm →＋65°

⑨ 胸部誘導におけるR波の増高：反時計軸回転のため、V₃よりRが高くなっている

⑩ 異常Q波：見られない

⑪ ST部分：第Ⅱ・Ⅲ誘導、aV_F、V₁〜V₆まで軽度の下降

⑫ T波：二相性T波が第Ⅱ・Ⅲ誘導、aV_Fに見られる

⑬ U波：V₃〜V₆まで見られるが、正常範囲

WHY

このケースは **10年前から高血圧があり、年に4〜5回、胸部圧迫感と全身のしびれ感** があるため、近くの病院で外来治療を受けていましたが、精密検査のため受診されました。

初診時の血圧は、左上腕：178/90mmHg、右上腕：180/96mmHg。聴診したところ、**肺動脈弁部位にⅢ／Ⅱ度の収縮早期駆出性雑音と2音の固定性分裂**が聴かれました。

この聴診所見は **心房中隔欠損** です。今までに、この心雑音は1度しか指摘されたことがなかったということです。

少女時代には不完全右脚ブロックを示していたものが、成長とともに右室の収縮期圧負荷が高血圧によって増大し、QRS群の幅も0.12秒と延長し、**完全右脚ブロック** となったわけです。

また、V₁〜V₃に見られるST部分の下降とT波の逆転は、**右室収縮期負荷** を表しています。

なぜ、右室の収縮期負荷が起こってくるのでしょう？

心房中隔欠損では絶えず、左房から右房に血液が流入し、右房の血液量が左房よりも増加。そのため、**右室収縮期時には左室よりも血液量が大きくなるため** です。

WHAT

このケースは **心房中隔欠損** がありました。46歳のころから高血圧となり、胸部圧迫感と全身のしびれ感などを訴えるようになりました。心房中隔欠損があり、肺動脈血流量が増えたとすれば、肺動脈高血圧となります。

この方の心電図は「**完全右脚ブロック**」と診断でき、クイズの答えは **B.** です。

全身のしびれ感を訴えておられたのは、実は、冬期に手指の先が真白になる **レーノー現象** であることがわかりました。

その結果、現在ではカルシウム拮抗剤のヘルベッサーRカプセル100mgと心・腎疾患治療剤のコメリアン錠300mg・3回/日の処方で症状も緩解し、1か月に1度外来でフォローアップしています。

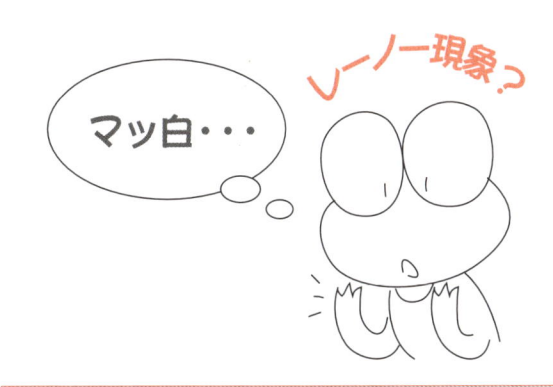

■心電図診断：完全右脚ブロック

Q25 この心電図のQT間隔は？

A.正常　B.やや延長　C.非常に延長

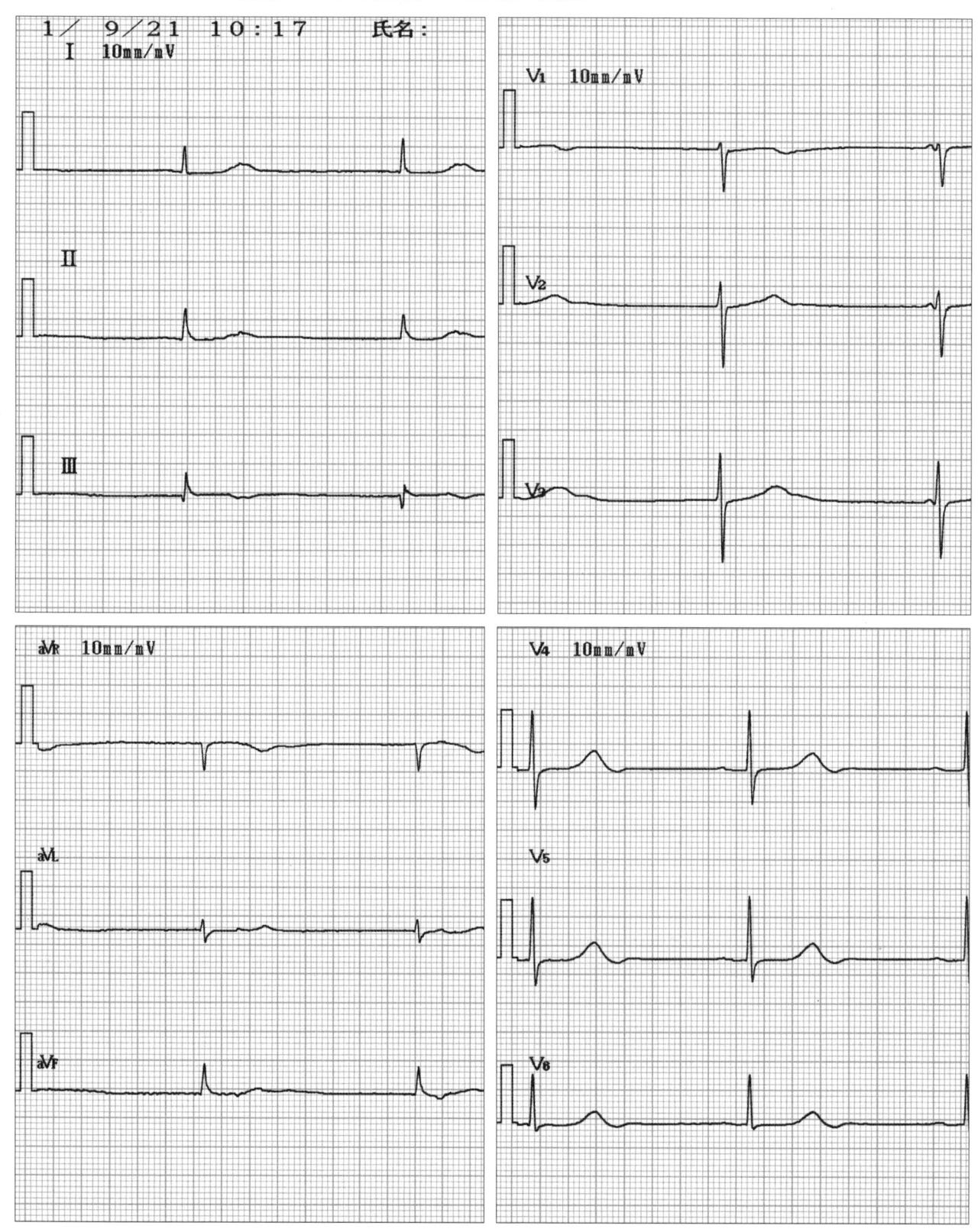

CASE-25
72歳の女性。20年前から、胸がときどき苦しく、顔がのぼせる。

HOW

①較正曲線：1mV＝10mm

②心拍数：38回／分（整）

③リズム：整（P-P＝R-R）

④PR間隔：0.20秒

⑤P波：すべての誘導で扁平、ほとんど基線に近いが V₄〜V₅で見られる

⑥QRS群：幅0.07秒、R波の高さ／第Ⅱ誘導で4mm、胸部誘導でも低い

⑦QT間隔：0.64秒（非常に延長）

⑧平均電気軸：第Ⅰ誘導で＋5mm、第Ⅲ誘導で－1mm →＋16°

⑨胸部誘導におけるR波の増高：問題なし

⑩異常Q波：なし

⑪ST部分：特に問題なし

⑫T波：正常であるが、終末部がやや陰性

⑬U波：V₄〜V₆に小さなU波が見られるが問題はない

WHY

この心電図を見てすぐに気づくことは、**脈拍が非常に遅く、QRS群がすべての誘導で小さな振れ**であるということです。

特に、四肢誘導では第Ⅱ誘導でもR波が5mmもありません。これは「**低電位差**」と呼ばれ、心筋の起電力が低いことを意味します。

また**QT間隔が非常に延長**しており、いわゆる**QT延長症候群**と呼ばれるものですね。もちろん、クイズの答えはC。

このような所見は総合すると**洞機能不全症候群**と診断することができます。

ではなぜ、心拍数がこんなに遅くなってもP波、QRS群、T波が見られるのでしょう？　これは心房内の伝導から房室接合部、心室心筋のすべての伝導組織が障害されているために、電気的刺激の伝導が遅い状態にあると考えられます。

この方の病歴を見ますと、20年前からときに胸が苦しくなり、喉が詰まり、特に仰臥位をとると苦しくなるとのことでした。

これは明らかに、**心機能の低下による「血管運動神経反射」の症状**を表しています。QT間隔が延長しているということは、**心室筋の収縮力が低下**していることを意味します。

WHAT

この方の病歴と心電図所見を総合しますと、まだ30代の頃から心臓症状があり、おそらく徐脈発作が起こっていたのだと思われます。

臨床的に低電位差の心電図所見を示すものには、

①甲状腺機能低下　②肥満　③電解質異常

④全身浮腫　⑤心膜水腫　⑥胸膜炎

⑦拡張型心筋症

などがあります。

このケースは、淀川キリスト教病院でも精密検査の結果、「**洞機能不全症候群**」と診断され、人工ペースメーカー植込み術の適応となりました。

現在、DDDペースメーカーを入れてから、順調に経過しておられます。

心房のレートとともに心室も異常に遅くきざむ脈拍

■**心電図診断**：洞機能不全症候群

Q26 この心電図の診断は何でしょうか？

A.左室肥大　B.左室側壁虚血　C.右室肥大

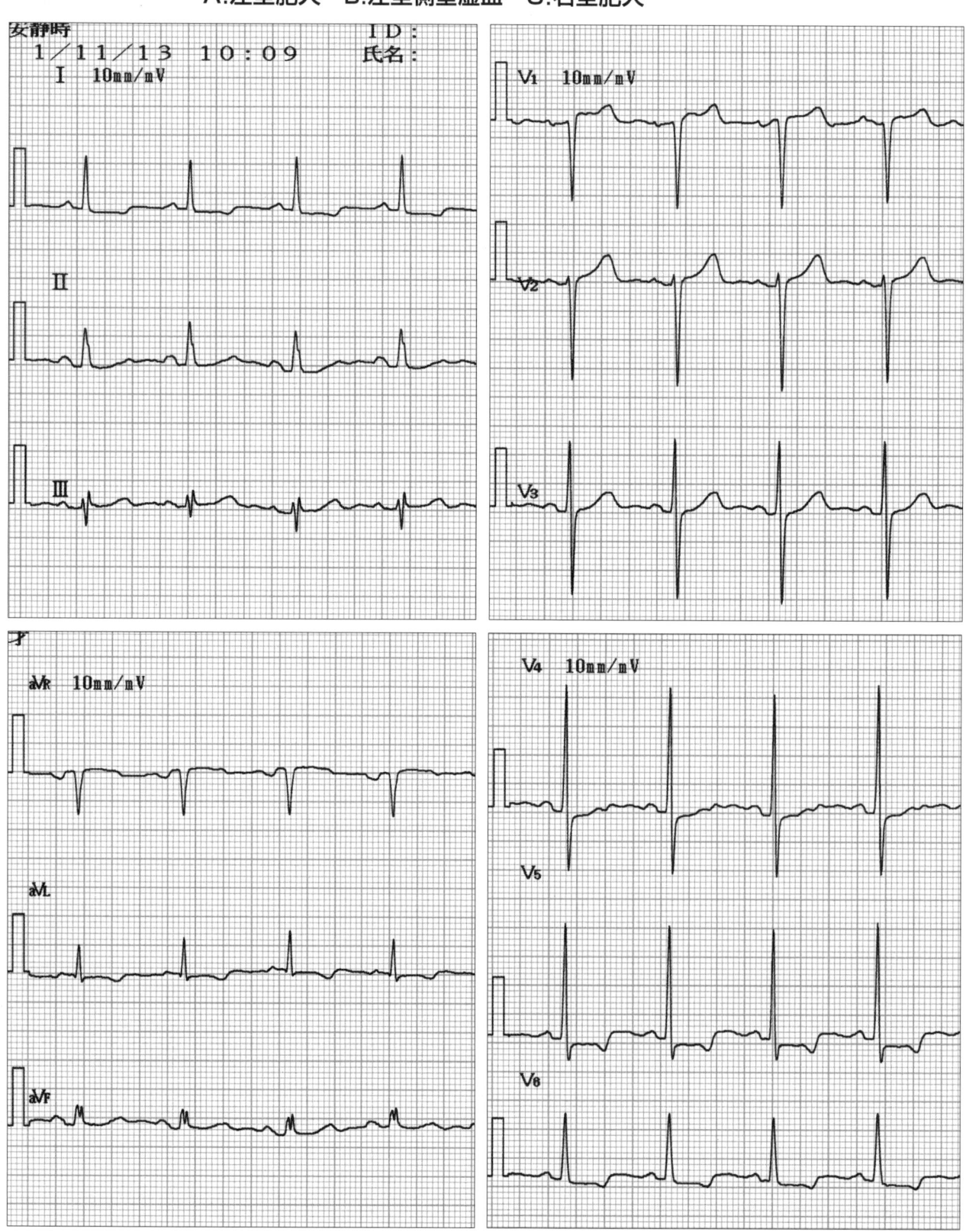

CASE-26
72歳の男性。20年前から高血圧を指摘される。

HOW

① 較正曲線：1mV = 10mm

② 心拍数：79回／分

③ リズム：整（P-P＝R-R）

④ PR間隔：0.15秒

⑤ P波：第Ⅱ誘導で高さ2mm、幅0.09秒

⑥ QRS群：幅0.10秒、R波の高さ／第Ⅰ誘導で8mm、V_5で19mm

⑦ QT間隔：0.38秒

⑧ 平均電気軸：第Ⅰ誘導で＋8mm、第Ⅲ誘導で－3mm →＋9°

⑨ 胸部誘導におけるR波の増高：正常

⑩ 異常Q波：なし

⑪ ST部分：第Ⅰ誘導、aV_L、V_5〜V_6で下降（1〜2mm）

⑫ T波：第Ⅰ誘導、aV_L、V_5〜V_6で陰性化

⑬ U波：著明なものは見当たらない

WHY

この心電図の明らかな所見としては、第Ⅰ誘導、aV_L、V_5〜V_6における**ST部分の低下とT波の陰性化**ですね。それ以外には目立った変化はありません。

病歴を見ますと、**20年前から高血圧を指摘**されていたということです。自覚症状はないため、放置していました。ある会社の自家用運転手で勤務時間が長く、不規則な生活をしていました。

私のクリニックを受診する1か月前から、右胸上部の筋肉痛を起こしたため、会社の診療所で血圧を測ったところ、右腕が174/118mmHg、左腕が180/120mmHgでした。

診療所のナースに勧められ、受診されたわけです。

診察所見としては、確かに血圧は高いのですが、脈拍数も正常、右胸上部の筋肉痛は押さえて不快感を覚える程度でした。**聴診では、心尖部に明らかにⅣ音を聴く**ことができました。

一般に高血圧性心疾患の場合、**拡張期血圧が100mmHgを越えると間違いなくⅣ音を聞く**ことができます。これは高血圧のため左室内圧が高く、筋肉も硬くなっているため、左房収縮時に血液が心尖部に当たり、Ⅰ音の直前に"ウッ"という音として伝わるからです。

この際の心電図所見は「左房拡張」（このケースではあまりはっきりしませんが）、「左室側壁虚血」「左室肥大」などが特徴的です。

WHAT

このケースは病歴と心電図所見から、20年にわたる高血圧の結果、B.の「**左室側壁虚血**」が唯一の所見として見られたしだいです。

高血圧疾患の場合には、必ずしも典型的な左室肥大などが見られないことがありますので要注意。

現在、β-ブロッカーのテノーミン錠50mg・2回／日（またはロプレソール錠20mg、カルビスケン錠5mg）とカルシウム拮抗剤のアダラートCR錠を就寝時に服用（またはヘルベッサーRカプセル100mg）。血圧も140/80mmHg前後となり、胸痛もとれ、経過は良好です。

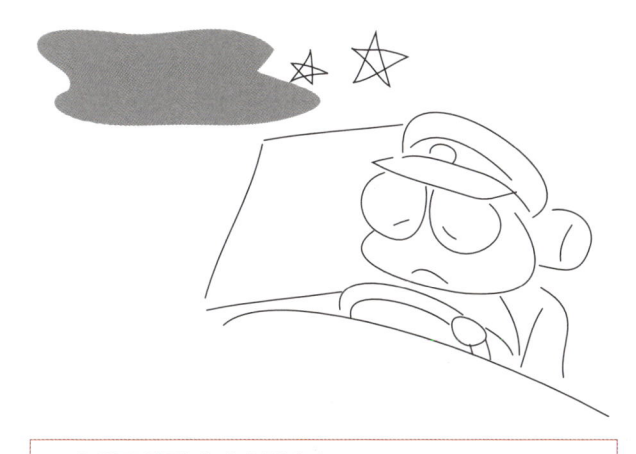

■**心電図診断**：左室側壁虚血

Q27 V₂におけるST部分の上昇は？

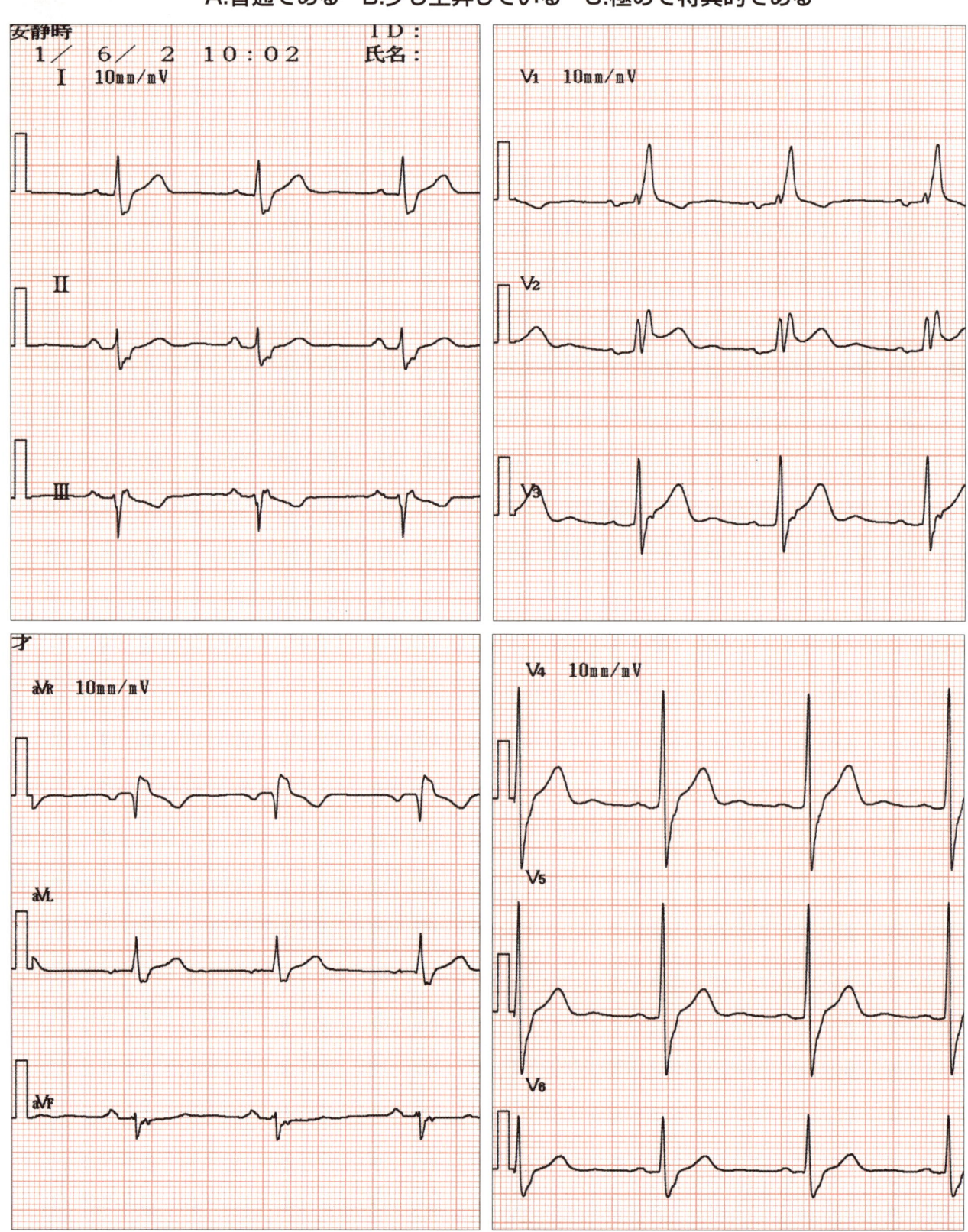

A. 普通である　B. 少し上昇している　C. 極めて特異的である

安静時　　　　　　　　ID:
1/ 6/ 2 10:02　　氏名:

CASE-27
54歳・男性、10年前から高血圧。健診で心電図異常を指摘された。

HOW

① 較正曲線：1mV = 10mm

② 心拍数：58回/分

③ リズム：整（P-P＝R-R）

④ PR間隔：0.18秒

⑤ P波：第Ⅱ誘導で0.15秒（延長）

⑥ QRS群：R波の高さ／V_1で10mm、rsR型

⑦ QT間隔：0.43秒（延長）

⑧ 平均電気軸：第Ⅰ誘導で＋3mm、第Ⅲ誘導で－7mm → －66°（病的左軸偏位）

⑨ 胸部誘導におけるR波の増高：移行帯なし（V_5でR波が最も高い）

⑩ 異常Q波：なし

⑪ ST部分：V_2で上昇し、特に"saddle back"（馬の鞍）型を示している

⑫ T波：第Ⅲ誘導、V_1で陰性

⑬ U波：V_2～V_6まで見られるが、正常範囲

WHY

この方は、54歳の会社員です。受診10年前から高血圧を指摘され、近くの開業医で診療を受けていましたが血圧が下がらず、ときにはふらつきを覚えるようになりました。

会社の健康診断で心電図異常を指摘されたため、当クリニックを受診しました。

初診時の血圧は、左右上腕で170/110 mmHg、脈拍数58/分。胸部の外観や頸静脈波、頸動脈拍動、心尖拍動に異常は見られませんでした。

聴診所見では、肺動脈部位にⅡ音の異常分裂を聴取しました。そのほか、身体所見には異常は見られませんでした。

血液化学検査の結果は、まったく正常でした。しかし、心電図記録では**完全右脚ブロック**を認め、特にV_2において saddle back型のST部分上昇を認めました。その結果、**ブルガダ症候群**と診断されました。（クイズの答えはC.。）

家族歴としては父親が高血圧のため、50歳代で亡くなっています。会社では営業関係の仕事のため、外食が多いとのことでした。

日常生活での注意点や食事指導を行うとともに、降圧剤としてβ遮断剤のテノーミン錠25mg（またはロプレソール錠20mg）と、カルシウム拮抗剤のノルバスク錠5mgを各1錠・2回/日処方しました。

現在、血圧は140/90mmHg前後と安定し、経過は順調です。

WHAT

すでにお話ししてきたように、この方のような**完全右脚ブロック**があり、しかも**V_1～V_3の間に特異的な波形をしたST部分の上昇**が表れることは、約50年前から医師によって指摘されていました。

ところが、1992年に兄弟医師であるBrugadaが、6例の特異なST部分の上昇を伴う完全右脚ブロックの症例を報告してから、今日まで、日本をはじめ世界各国からこの症候群に対する報告が出るようになりました。

後ほど、別の波形を示した「ブルガダ症候群」を提示しますが、臨床的には1000人に1～2人に発見される疾患です。**心室頻拍を起こす可能性があるもの**として、注目を集めています。いまだに確定的な病理解明ができていませんし、治療法も確立されていないのが現状です。

■**心電図診断**：ブルガダ症候群（Brugada syndrome）

Q28 このQRS群は何を表しているのでしょうか？

A.完全右脚ブロック　B.完全左脚ブロック　C.不完全左脚ブロック

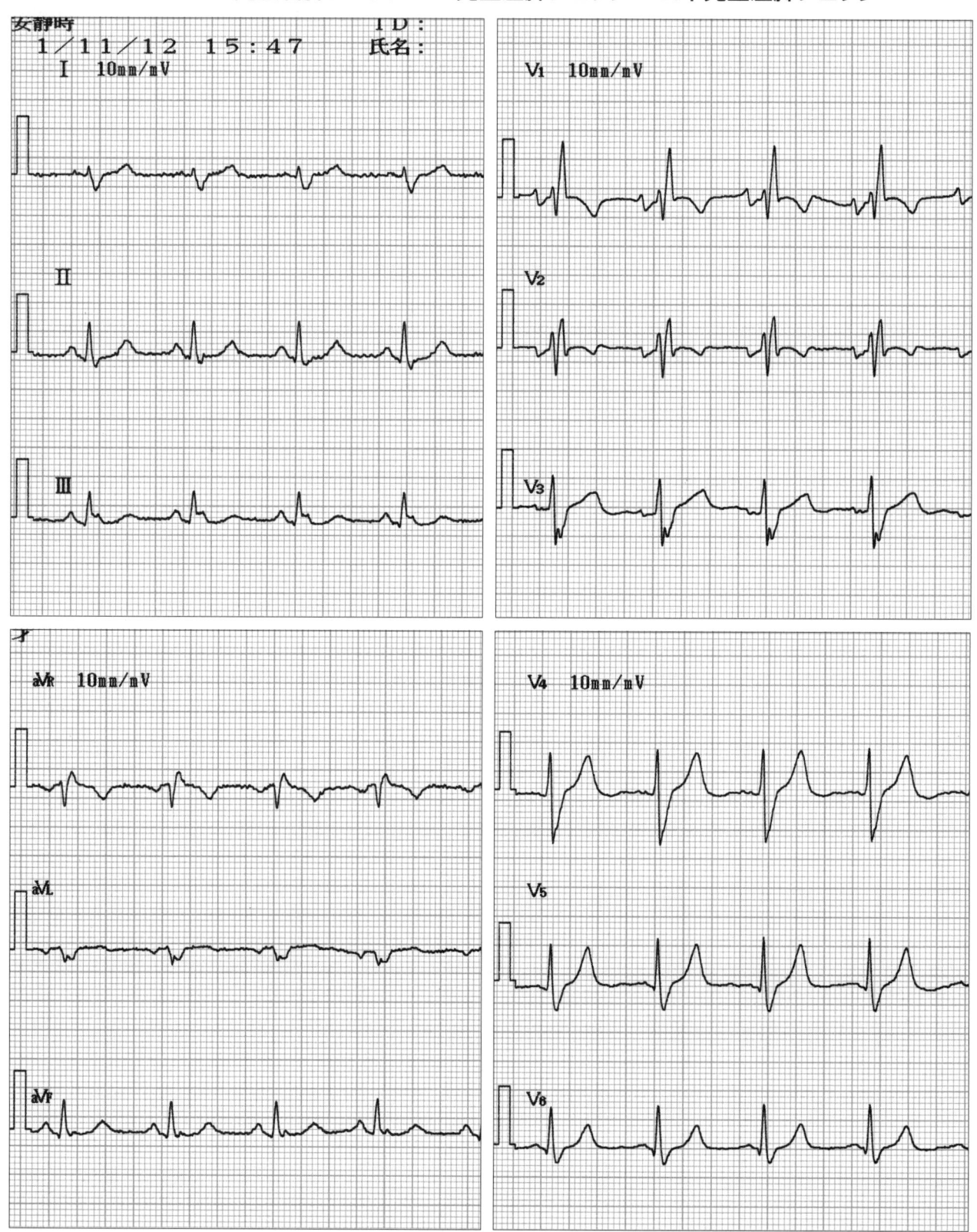

CASE-28
88歳の男性。3年前より1年に数回、動悸を自覚。

HOW

① 較正曲線：1mV = 10mm

② 心拍数：79回／分

③ リズム：整（P-P＝R-R）

④ PR間隔：0.10秒

⑤ P波：第Ⅱ誘導で高さ2mm、幅0.12秒でややテント型、V₁で二相性（左房拡大）

⑥ QRS群：第Ⅰ誘導でrS型、幅0.13秒、V₁でrsR'型

⑦ QT間隔：0.40秒

⑧ 平均電気軸：第Ⅰ誘導で－2mm、第Ⅲ誘導で＋6mm→＋110°（右軸偏位）

⑨ 胸部誘導におけるR波の増高：完全右脚ブロック型のため、増高ははっきりしない

⑩ 異常Q波：なし

⑪ ST部分：問題なし

⑫ T波：正常

⑬ U波：見られない

WHY

このケースの特徴的な変化は**平均電気軸が右軸偏位**をとり、**QRS群が完全右脚ブロックの波形**、第Ⅱ・Ⅲ誘導とaVFでP波が高く、V₁での**P波が二相性**（振幅が＋－で3mm）を示していることです。

この方は元内科医で、非常に体には気をつけておられたそうです。50歳前後から、医師会での健康診断で**完全右脚ブロック**があると指摘されていました。20歳代のときに**肺結核**となられ、50歳で**気管支拡張症**となり、75歳の時に吐血が持続したため、肺結核の再発と診断され、入院治療を受けました。

85歳ごろより、起床直後に心悸亢進が約2時間ほど持続し、しだいに治まっていたということです。

診療所見では、血圧145/75mmHgで、心拍数80回／分。呼吸音は、全肺野に乾性クラックル音が聞かれました。胸部レントゲン写真では、右上肺野に陳旧性結核病巣が見られ、それ以外の肺野は気管支拡張のため残気量が多く、**肺線維症**所見が見られました。

WHAT

これらの病歴や心電図所見から、このケースは60年以上前の第2次世界大戦中に肺結核に罹患され（当時は日本でも肺結核が内科疾患でいちばん問題となっていました）、その結果、**気管支拡張症から肺線維症を起こし**、「慢性肺性心」へ移行したものと考えられます。

一般に、**完全右脚ブロック**は、

① 先天性の刺激伝導系異常によるもの

② 心房中隔欠損があり、年齢的変化によって徐々にQRS群の時間が延長して、不完全右脚ブロックから完全右脚ブロックに移行するもの

③ 若いころに肺結核などの肺疾患にかかり、年齢が進むにつれて、このケースのように慢性肺性心となるもの

などがあります。

完全左脚ブロックは多くの場合、虚血性疾患のため心室中隔の小梗塞によって起こってくるものです。

クイズの答えは **A.** です。

心房のレートはよいが心室の右脚が遅れきざむ脈拍

■**心電図診断**：完全右脚ブロック（慢性肺性心）

Q29 この心電図のリズムは何でしょうか？

A. 洞頻脈　B. 房室接合部リズム　C. 頻脈性心房細動

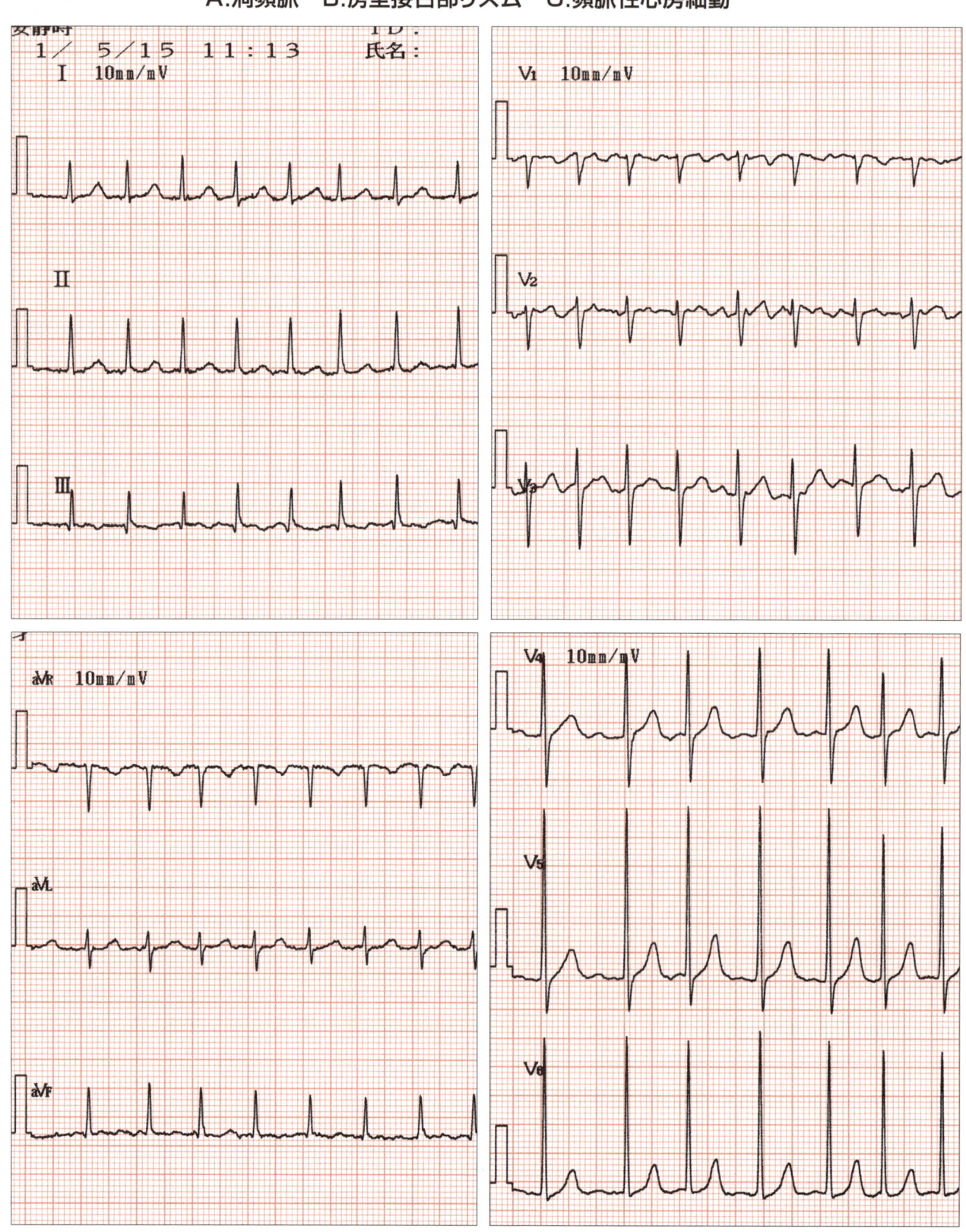

CASE-29
75歳女性。数年前から不整脈がある。

HOW

① 較正曲線：1mV＝10mm
② 心拍数：130回/分
③ リズム：不整（P波は見えない、R-R間隔も100〜150回/分と変動）
④ PR間隔：測れない
⑤ P波：見られない。基線が細かく揺れている
⑥ QRS群：幅0.06秒、R波の高さ／第Ⅰ誘導で6mm、V₅で30mm
⑦ QT間隔：0.30秒
⑧ 平均電気軸：第Ⅰ誘導で＋6mm、第Ⅲ誘導で＋7mm →＋63°
⑨ 胸部誘導におけるR波の増高：問題なし
⑩ 異常Q波：見られない
⑪ ST部分：問題なし
⑫ T波：問題なし
⑬ U波：見られない

WHY

この心電図は、2年前にとられたものです。**非常に脈拍が速く、100〜150回/分と変動**しています。**P波も見当たらず、R-R間隔もまったく不整**。つまり**頻脈性心房細動**、または**絶対性不整脈**ということができます。クイズの答えはC.ですね。

この方は4年前に受診されました。すでに数年前から不整脈が出ていて、淀川キリスト教病院でときどき治療を受けていました。

この心房細動の原因は、高血圧によるものと考えられます。血圧が高く、しかも頻脈であるということは、末梢の動脈血管抵抗が大きいため、1回の心拍出量が少ないと考えられます。

身体所見としては、特に変わったことはありません。身長151cm、体重47kg。血圧は170/100mmHgと高く、自覚症状も少ないため、「**できるだけ医師に処方された薬は服用しないようにしていた**」と話しておられました。

現在、子供さんも近くに住んでおられるのですが、昔は会社の経理を担当していたというプライドから独り暮らしです。あまり人の意見は聞かず、自分で何でも物事を判断していく性格だと子供さんからうかがいました。

WHAT

患者さん自身の性格的な問題や、大きな病院であればよい治療が受けられるだろうという考え方が、まだまだ日本の患者さんの間には見受けられます。**自覚症状がないから処方された薬を服用しない**というのは、よく耳にされると思います。このケースも、その一例でした。

その後、ご家族の方にクリニックへ来ていただき、うかがったところ、やはり処方された薬は自分で加減をして服用していなかったことがわかりました。

降圧薬のβ-ブロッカーと強心薬のジゴキシン錠0.25mg・1回/日、カルシウム拮抗薬のワソラン錠40mg・3回/日を正確に服用し始めてから、心拍数も72回/分前後となり、血圧も130/80mmHgと低下。自覚症状もなくなりました。

このケースに限らず、**高齢者の治療は、介護の面も含めてきわめて難しい**ことがあると思います。

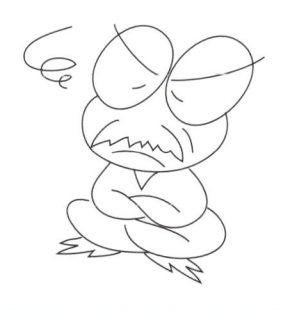

■**心電図診断**：頻脈性心房細動

Q30 この心電図のリズムは何でしょうか？

A.心房粗動　B.心房細動+完全右脚ブロック　C.心房細動+二束ブロック

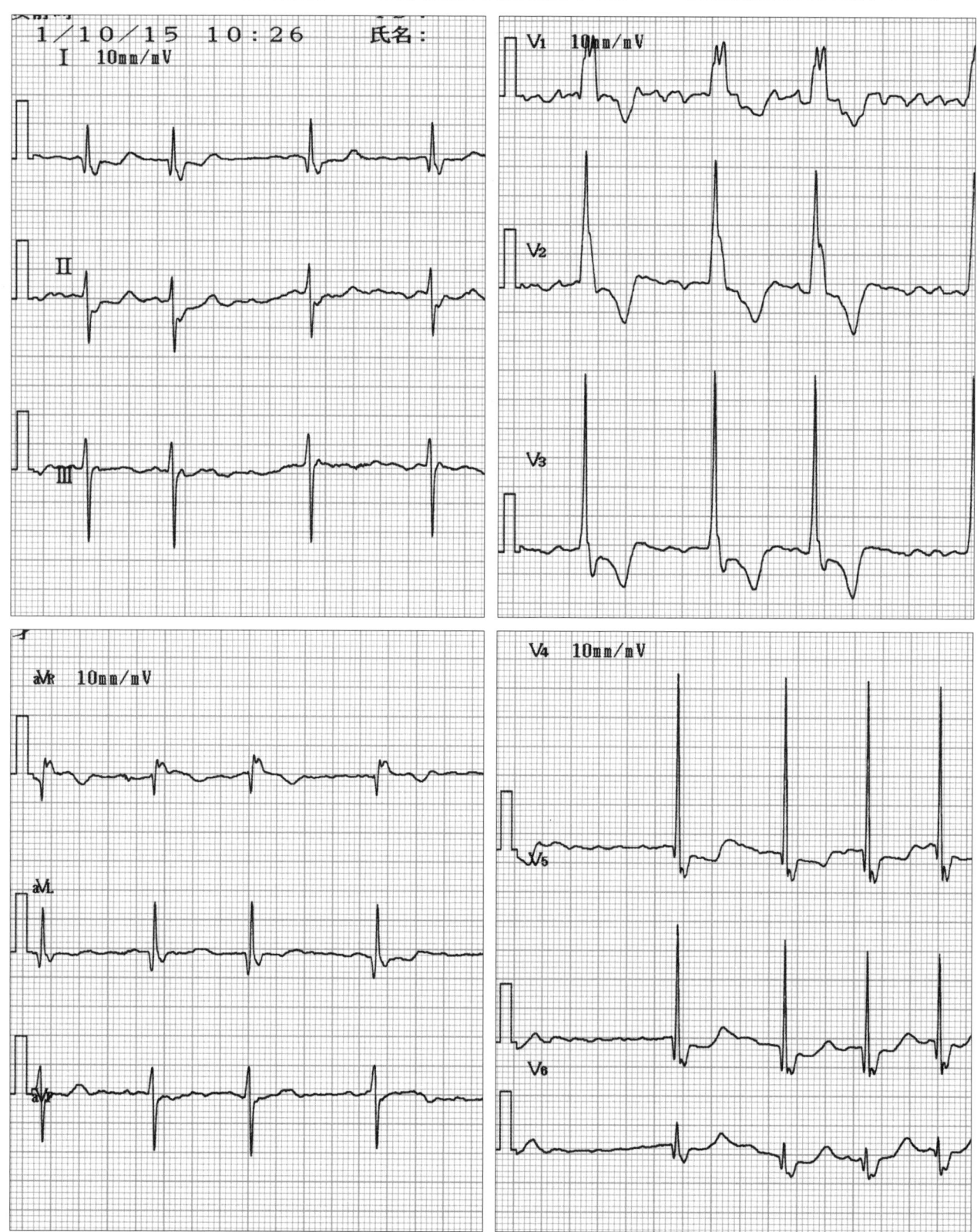

CASE-30
74歳男性。数年前より不整脈を自覚。

HOW

① **較正曲線**：1mV＝10mm
② **心拍数**：50～110回／分（平均76回）
③ **リズム**：不整（R-Rが変動している）
④ **PR間隔**：測れない
⑤ **P波**：見られない
⑥ **QRS群**：幅0.15秒、R波の高さ／第Ⅰ誘導で6mm、V_1でM型
⑦ **QT間隔**：0.47秒（延長）
⑧ **平均電気軸**：第Ⅰ誘導で＋4mm、第Ⅲ誘導で－8mm →－55°（病的左軸偏位）
⑨ **胸部誘導におけるR波の増高**：完全右脚ブロック型で反時計軸回転
⑩ **異常Q波**：見られない
⑪ **ST部分**：第Ⅰ誘導、V_2～V_5まで低下
⑫ **T波**：V_1～V_3まで陰性、V_4～V_6で二相性（－＋型）
⑬ **U波**：見られない

WHY

このケースも、一見して脈が不整です。**日常診療の現場で、最もよく見られるのが心房細動**ですが、年齢が進むにつれて、心房細動の頻度も高くなります。ということは、細胞の老化を意味するのかもしれません。もう一度心房細動の原因について考えてみましょう。心臓に器質的な変化があり、起こってくるものには、**①動脈硬化　②僧帽弁膜症**（最近では非常に少なくなりました）　**③心筋症（肥大型・拡張型）** などがあり、心臓性以外のものには、**④精神的緊張やストレス　⑤甲状腺機能亢進症**
などが挙げられます。
この方は、高血圧が約20年前からある以外には、これといった病歴はありません。おそらく、高血圧により**右室肥大**も起こってきたと思われますが、**第Ⅱ・Ⅲ誘導、aV$_F$の深いS波がある**ということから**左脚前枝ヘミブロック**が考えられます。
その原因はほとんどの場合、冠動脈前方下行枝の分岐した心室中隔に、小さな梗塞を起こしたためだと考えられます。
また、**右脚ブロック**も起こしています。

WHAT

この心電図の基本リズムは、**心房細動**ですが、その原因はすでに説明した通りです。
また前のケースでも触れましたが、不完全右脚ブロックの場合でも、時間の経過とともにQRS群の幅が、0.12秒を越えて広くなるように、**完全左脚ブロックの場合も、年を経るにつれて幅広くなってくる**ようです。
私には過去40年にわたって診る患者さんが何人かありますが、皆さん等しくこういった心電図変化を示しています。
このケースは「心房細動＋二束ブロック（右脚ブロック＋左脚前枝ヘミブロック）」ということになります。
クイズの答えは**C.**。
この方は現在、臨床的経過は順調です。降圧剤としてACE阻害剤のレニベース錠5mg・1回／日（またはARBのロサルタン錠25、50mg）、カルシウム拮抗剤のノルバスク錠5mg・2回／日（またはヘルベッサーRカプセル100mg）と、アスピリン剤のバイアスピリン錠100mg・1錠／日
を処方しています。

心室のリズムが乱れ不規則に細かく揺れてきざむ脈拍

■**心電図診断**：心房細動＋二束ブロック（右脚ブロック＋左脚前枝ヘミブロック）

Q31 この心電図のQRS群は？

A. 完全左脚ブロック　B. 完全右脚ブロック　C. 下壁心筋梗塞

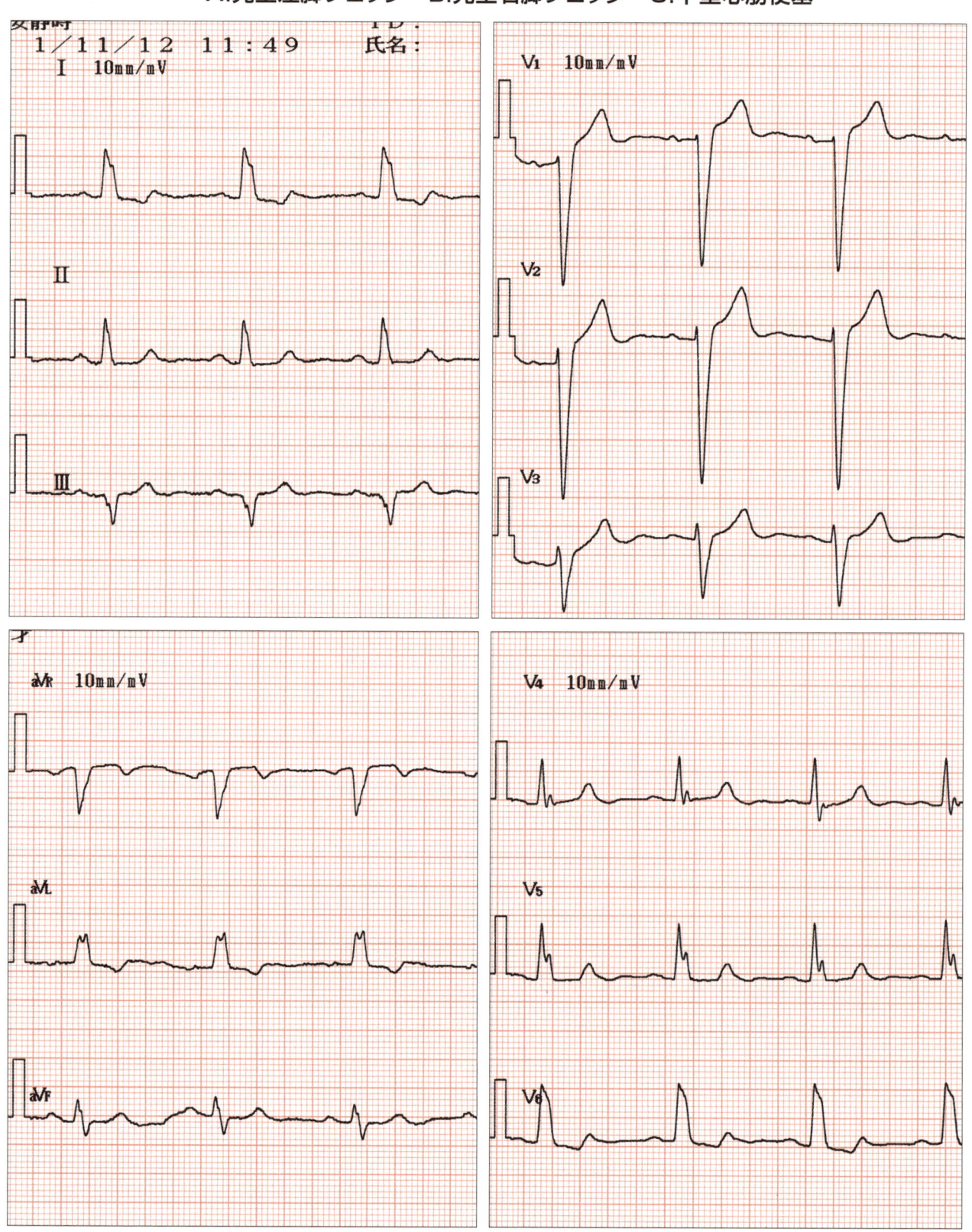

CASE-31
54歳の女性。3年前に胸苦しくなり、救急治療を受けた。

HOW

① 較正曲線：1mV = 10mm
② 心拍数：60回/分
③ リズム：整（P-P=R-R）
④ PR間隔：0.20秒
⑤ P波：第Ⅱ誘導で高さ1.5mm、幅0.11秒
⑥ QRS群：幅0.13秒、R波の高さ／第Ⅰ誘導で9mm、V_5で10mm。V_4〜V_6ともに二峰性
⑦ QT間隔：0.45秒（延長）
⑧ 平均電気軸：第Ⅰ誘導で+9mm、第Ⅲ誘導で-6mm → +10°
⑨ 胸部誘導におけるR波の増高：まず問題がない
⑩ 異常Q波：第Ⅲ誘導のみQS型（スラー型をとっている）
⑪ ST部分：第Ⅰ誘導，aV_L，V_6で下降（1mm）
⑫ T波：上記の誘導で二相性（−+型）
⑬ U波：問題なし

WHY

一見してQRS群の幅が広いことがわかりますね。そう、これは心室性の異常で完全左脚ブロックと考えられます。

特に脚ブロックは、QRS群が広くなります。右脚ブロックでは右軸偏位、左脚ブロックでは左軸偏位とされますが、必ずしもそうとはかぎりません。

むしろ、右脚ブロックではV_1〜V_2でrSR′型（M型）、左脚ブロックではRR′型のQRS群が見られることが特徴です。

脚ブロックは心室内の電気刺激の伝導が遅くなった現象ですから、完全に切れたと考えるよりも、むしろ、ある場所がブロックされて刺激の伝導が遅れると考えるほうがよいでしょう。

臨床的には、あるときは完全に脚ブロックが消えて正常の洞リズムに復帰、あるときは脚ブロック波形をとるということがよくあります。

しかし、QRS群の幅がより広くなる（時間が延長する）につれて脚ブロックの波形は固定し、以後は変化しなくなるのです。

このケースは受診の3年前まで会社に勤めており、勤務中に2〜3回胸苦しくなり、近くの病院を救急で受診しました。完全左脚ブロックがあるだけとのことで注射を受け、胸苦しさも治ったということです。

WHAT

このケースはもうおわかりのように「完全左脚ブロック」です。クイズの答えはA.。

右脚ブロックは、右室から肺動脈に送り出す血液の駆出時間が延びるだけで、全身への体液循環に直接影響がありません。

問題は、左脚ブロック。原因の多くが冠疾患にあり、左室の駆出時間が延びるということは、それだけ心拍出量が減るのです。

このケースは冠動脈撮影を行った結果、左冠動脈の前下行枝の6番のところに75%の狭窄があることがわかりました。

現在は、冠動脈拡張のためにフランドール・テープ1枚/日を貼り、冠動脈拡張剤のペルサンチン錠25mg、心筋賦活剤のノイキノン錠10mg、代謝性剤のATP錠20mg、各3錠/日の服用により経過は順調です。

■ 心電図診断：完全左脚ブロック

Q32 この心電図の波形は？

A.前壁中隔心筋梗塞　B.右室内人工ペースメーカー　C.左室内人工ペースメーカー

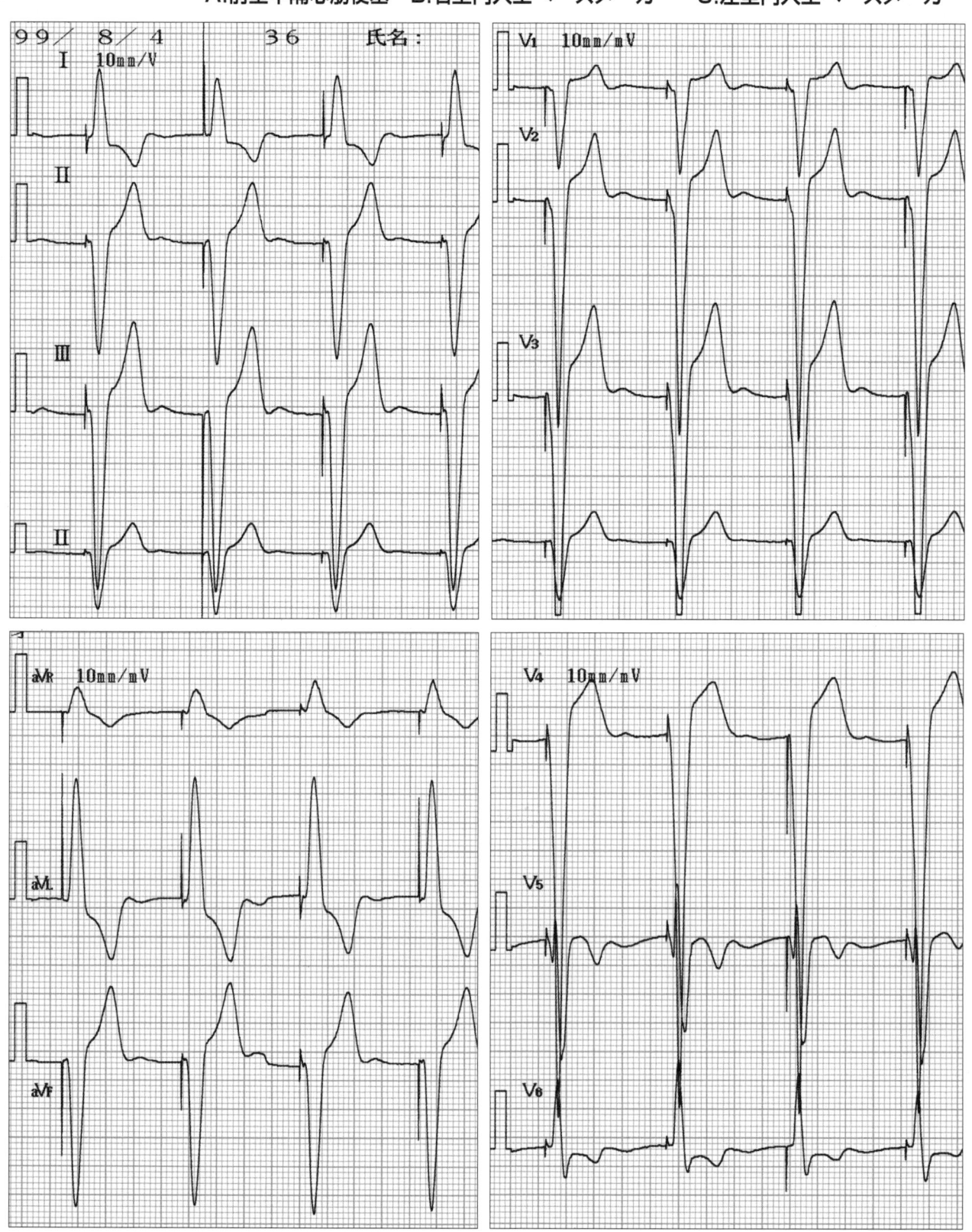

CASE-32
63歳の男性。人工ペースメーカー植込み後の管理。

HOW

① 較正曲線：1mV = 10mm
② 心拍数：70回/分
③ リズム：整
④ PR間隔：不明
⑤ P波：なし
⑥ QRS群：幅0.14秒～0.16秒（延長）、R波の高さは第Ⅰ誘導で10mm。深さは第Ⅱ誘導で21mm、V₅で19mm
⑦ QT間隔：0.48秒（延長）
⑧ 平均電気軸：第Ⅰ誘導で＋10mm、第Ⅲ誘導で－31mm → －70°（病的左軸偏位）
⑨ 胸部誘導におけるR波の増高：人工ペースメーカーのため、見られない
⑩ 異常Q波：なし
⑪ ST部分：第Ⅰ・Ⅲ誘導、aV_F、V₁～V₄で上昇して見えるのはペースメーカー植込み後に見られる現象
⑫ T波：第Ⅰ誘導、aV_L、V₅で陰性、V₆で二相性
⑬ U波：問題なし

WHY

このケースは、一目見ると決して忘れることのできない心電図所見です。**幅広いQRS群の前に必ず、スパイク**が見られます。電気軸が**病的左軸偏位**を示し、**右室内人工ペースメーカー**であることは明らかです。この方は、8年前に**僧帽弁の人工弁置換術**を受けた後、**洞機能不全症候群**が起こり、国立循環器病センターで**人工ペースメーカー植込み術**を受けられました。その後、術後管理のためクリニックに紹介されました。

中等度の僧帽弁狭窄があり、ゴルフもできなくなったために、「人工置換術（Cutter弁）」を受けられたしだいです。

ご覧のように、右室内に固定されている**人工ペースメーカーの電極は、心臓の収縮・拡張とともに動く**ため、電気を発信する位置が微妙に変化しています。呼吸により胸部内での心臓の位置も、胸壁から遠くなったり、近くなったりして波形に表れます。

クイズの答えは**B.**ですね。

皆さん、心臓の自働性は約1mV＝10mmであることをもう一度思い出してください。人工ペースメーカーは、人工的な電気信号を生まれつきの心臓の自働性（生まれつきのペースメーカー）の電気と等しくなるように作られています。

WHAT

人工ペースメーカーのVVI, AAI, DVI, VAT, VVDなどの用語は何を意味するのでしょう？

人工ペースメーカーが刺激する部位、感知する部位、自己脈に対する応答などにより、それぞれの記号が定められています。これらの組み合わせによって、上のような表記になるのです。

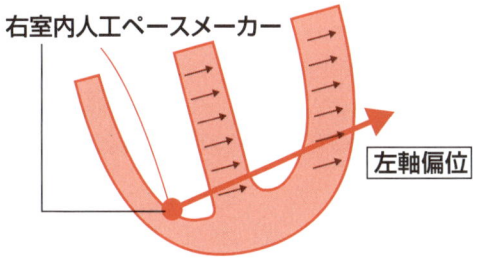

右室内人工ペースメーカー

左軸偏位

ICHDコード

Ⅰ はじめの文字	Ⅱ 次の文字	Ⅲ 3番目の文字	Ⅳ 4番目の文字
刺激する部位	感知する部位	自己脈に対する応答	
V：心室	V：心室	I：自己脈が出れば休む	R：心拍数応答
A：心房	A：心房	T：自己脈に同期して刺激を出す	
D：心房と心室	D：心房と心室	D：IとTの両方の働き	
	O：なし	O：自己脈は無視	

■**心電図診断**：右室内人工ペースメーカー

Q33 この心電図のPR間隔は？

A.正常　B.延長しているが一定　C.徐々に延長

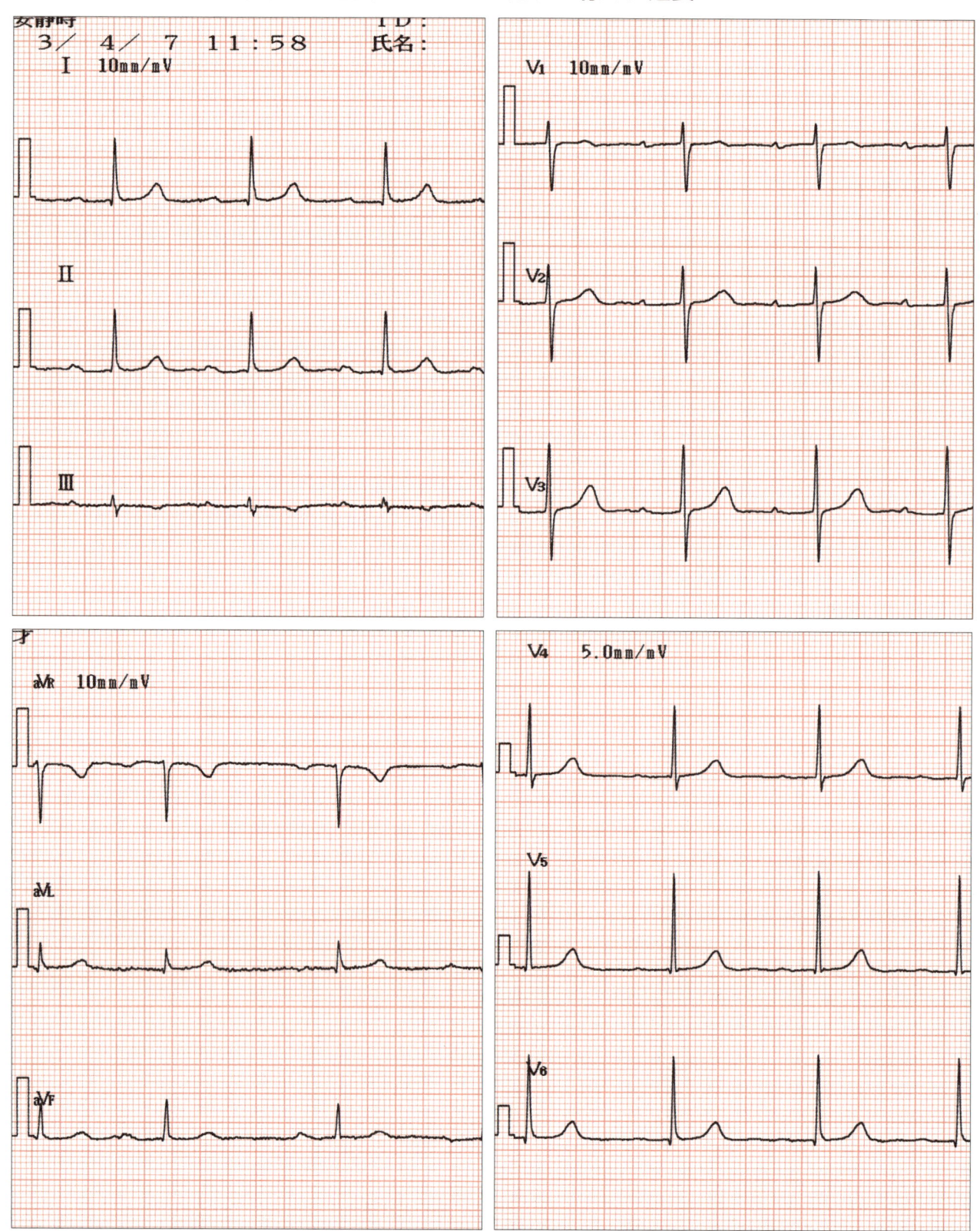

CASE-33
84歳の女性。17年前から血圧が変動している。

HOW

①較正曲線：1mV = 10mm

②心拍数：61回／分

③リズム：整（P-P=R-R）

④PR間隔：0.30秒（延長）

⑤P波：第Ⅱ誘導で高さ1mm、幅0.10秒で二峰性

⑥QRS群：幅0.08秒

⑦QT間隔：0.42秒

⑧平均電気軸：第Ⅰ誘導で＋10mm、第Ⅲ誘導で0mm
→－30°

⑨胸部誘導におけるR波の増高：問題なし

⑩異常Q波：なし

⑪ST部分：問題なし

⑫T波：正常

⑬U波：問題なし

WHY

このケースは、私が17年前からフォローアップしている方です。

17年前に記録した心電図と、ごく最近とられた心電図を比べてみても、**PR間隔（0.30秒＝第Ⅰ度房室ブロック）はほとんど変わっていません。**

そうです、クイズの答えはB．ですね。

P波も二峰性になってはいますが、幅は正常です。V₁でも二相性にはなっていますが、2mmを越えてはいませんので、左房拡大もありません。

さて、この第Ⅰ度房室ブロックは、どうして起こってくるのでしょう？

①動脈硬化性心疾患　②ジギタリス剤の効果
③低カリウム血症　④急性リウマチ熱
⑤急性心筋炎　などが原因として挙げられます。

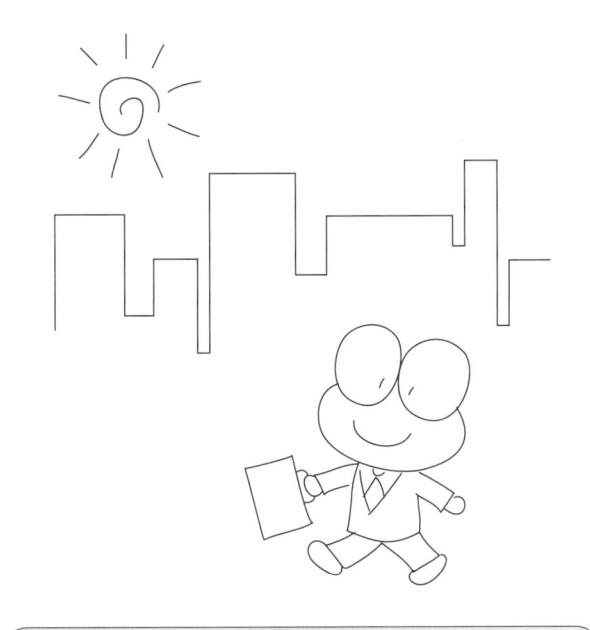

WHAT

年齢的な変化は、等しくだれでも起こるものです。CASE-18で私の母の心電図を提示しましたが、**加齢による心電図の変化がいちばん遅く起こるのは、「第Ⅰ度房室ブロック」**です。加齢によって、必ず冠動脈疾患にかかるということはありません。

日常生活でも張り合いのあるときを過ごし、食生活にも気をつけていくことが、心臓はもちろん、体のあらゆる臓器に対してよい影響を与えることでしょう。

このケースもカルシウム拮抗剤、心筋賦活剤のノイキノン錠10mgの処方により、血圧が130／80mmHgと安定し、経過は順調です。

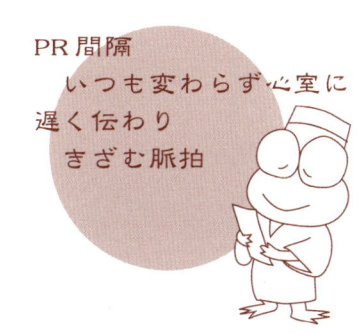

> PR間隔
> いつも変わらず心室に
> 遅く伝わり
> きざむ脈拍

■心電図診断：第Ⅰ度房室ブロック

Q34 この心電図のP波は？
A. 正常　B. 右房拡大　C. 左房拡大

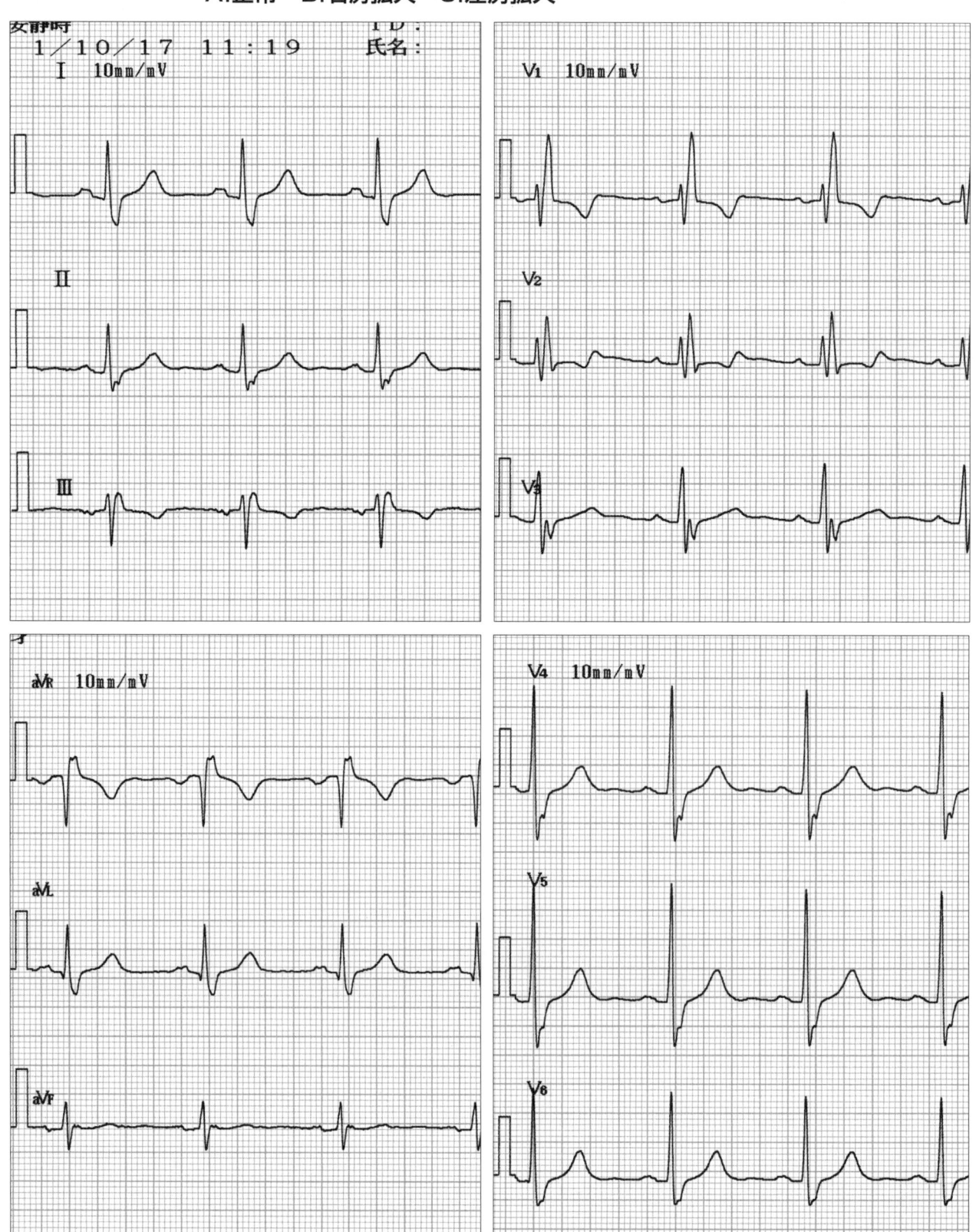

CASE-34
67歳の女性。3年前から心電図異常を指摘され、1年前から階段の昇降が苦しい。

HOW

① 較正曲線：1mV = 10mm
② 心拍数：61回/分
③ リズム：整（P-P=R-R）
④ PR間隔：0.20秒
⑤ P波：第Ⅰ誘導で高さ1.5mm、幅0.12秒、二峰性（V₅～V₆でも同様）
⑥ QRS群：幅0.15秒（延長）、第Ⅱ・Ⅲ誘導とaVFでS波
⑦ QT間隔：0.47秒（延長）
⑧ 平均電気軸：第Ⅰ誘導で＋7mm、第Ⅲ誘導で－4mm →－5°
⑨ 胸部誘導におけるR波の増高：完全右脚ブロックのため、変化している
⑩ 異常Q波：なし
⑪ ST部分：特に問題なし
⑫ T波：第Ⅲ誘導、V₁～V₂で陰性（完全右脚ブロックによる二次的変化）
⑬ U波：問題なし

WHY

このケースも、**完全右脚ブロック**であることはもうおわかりでしょう。

では、P波を見てください。第Ⅰ誘導で、**幅0.12秒と広く、二峰性**となり、第Ⅲ誘導も陰性の二峰性を示しています。これは、明らかに**左房拡大**を表しています。

そうです、クイズの答えは**C.**ですね。

この方は約15年前から高血圧がありましたが、3年前に急に胸が詰まったように感じたため、近くの医師の診察を受けました。その結果、心電図所見に異常があるといわれました。

それ以前に心電図をとっていますが、異常はなかったとのことです。

この方は**家庭内での問題があり、絶えず、精神的緊張を強いられていました**。ここ3年の間に、**急に体重が増大**。

現在、身長は165cm、体重72kgと肥満ぎみです。血液検査の結果も総コレステロールが320mg/dlと高値を示していました。

WHAT

この方は**完全右脚ブロック**があり、また高血圧もあるため、左室側に負担がかかっています。**左室よりも左房のほうが、より心内圧変化を受けやすく**、そのため、四肢誘導や胸部誘導にも**二峰性P波**という所見を示してきたと考えられます。

現在は、精神安定剤のセルシン錠2mg・3回/日とβ-ブロッカーのロプレソール錠20mg・2回/日の処方を行い、比較的症状も安定しています。体重も67kgと減少し、体が軽くなり、胸苦しさも軽減しています。

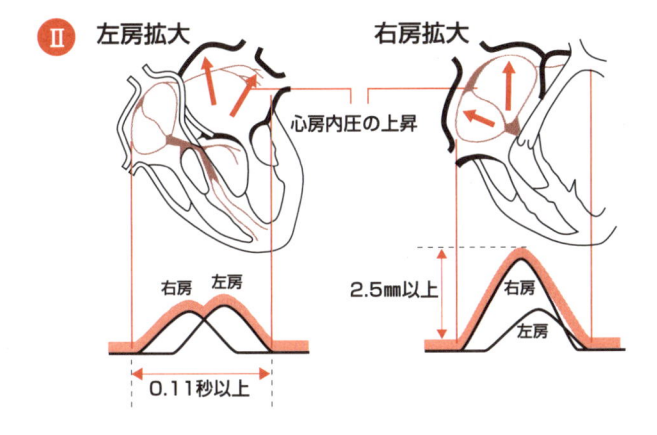

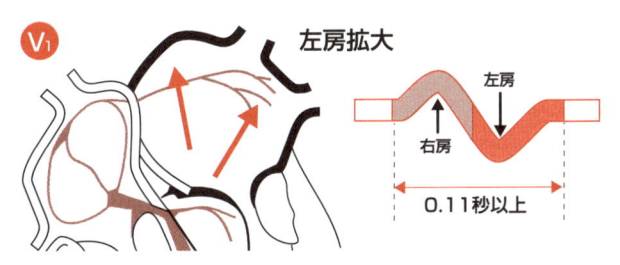

■心電図診断：完全右脚ブロック＋左房拡大

Q35 この心電図のリズムは？

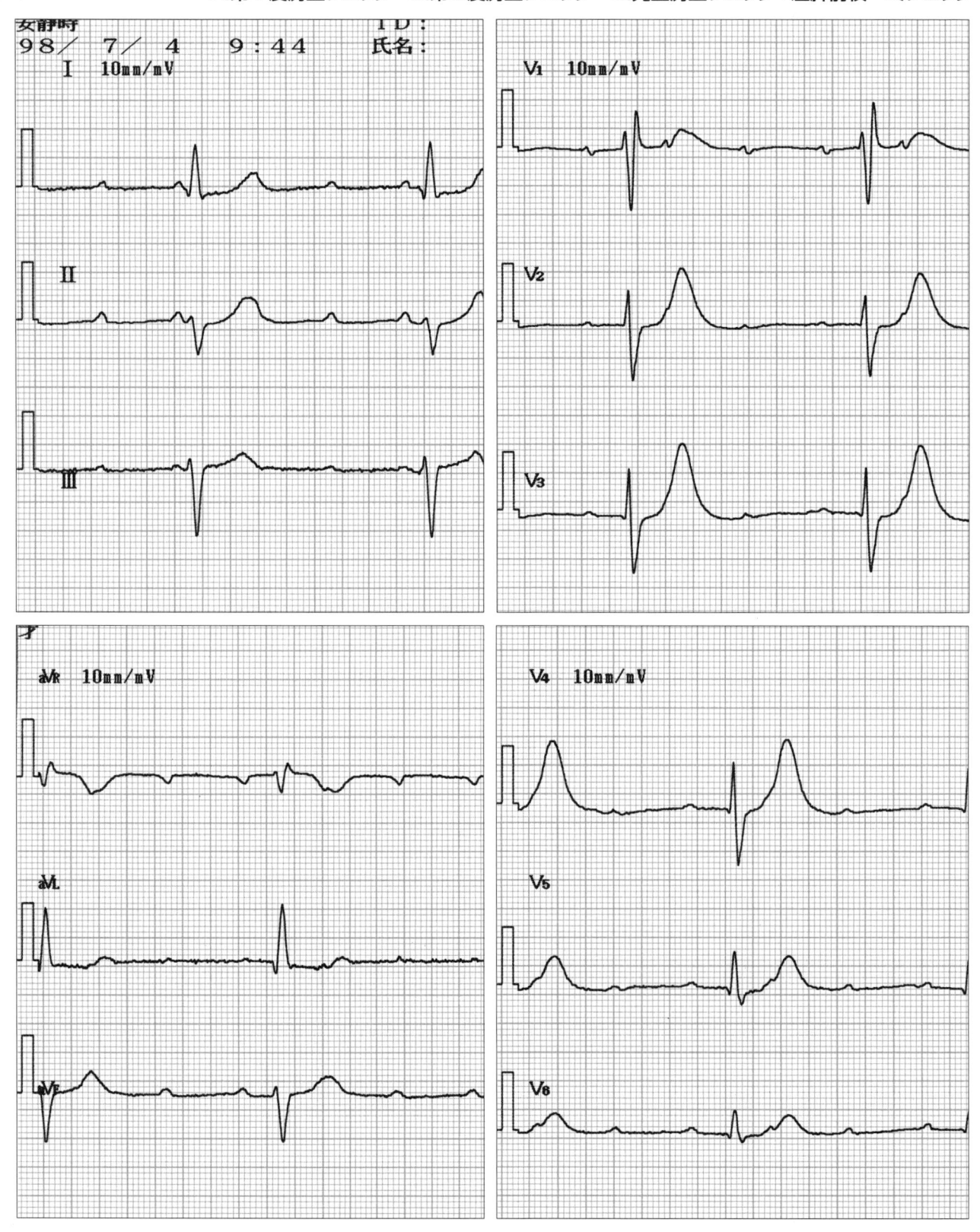

A. 第Ⅰ度房室ブロック　B. 第Ⅱ度房室ブロック　C. 完全房室ブロック＋左脚前枝ヘミブロック

PAGE-82 ●続・やってみようよ！心電図

CASE-35
78歳の男性。最近、胸内不安感を自覚。

HOW

① 較正曲線：1mV = 10mm
② 心拍数：P-P間隔：107回/分、R-R間隔：35回/分
③ リズム：不整（P-P間隔とR-R間隔が独立）
④ PR間隔：一定しない
⑤ P波：第Ⅰ誘導で高さ2mm、幅0.08秒
⑥ QRS群：幅0.12秒、R波の高さ／第Ⅰ誘導で8mm、第Ⅱ誘導で1mm、V₅で6mm
⑦ QT間隔：0.64秒（延長）
⑧ 平均電気軸：第Ⅰ誘導で+8mm、第Ⅲ誘導で-9mm → -37°（病的左軸偏位）
⑨ 胸部誘導におけるR波の増高：V₄で最も高い
⑩ 異常Q波：なし
⑪ ST部分：問題なし
⑫ T波：V₁〜V₆までT波の高さは、R波よりも高いか、それに近い
⑬ U波：問題なし

WHY

このケースはP波が3回に対してR波が1回のように見えますが、よく見ると**P-P間隔が107回/分、R-R間隔が35回/分と一定**しており、これが、**完全房室ブロック**。
心房と心室の自働中枢が、それぞれ独立したリズムを刻んでいるわけです。
第Ⅱ・Ⅲ誘導、aV_Fで深いS波が見られますが、これは**左脚前枝ヘミブロック**によるもの。
ヘミというのは左脚の前枝・後枝のいずれかが障害された状態です。心室中隔の梗塞などによって、起きることがあります。
この方は**5年前に脳梗塞を起こし、回復**しました。四肢の運動障害はとれましたが言語障害が残り、約3週間前から胸内不安感を自覚するようになりました。

WHAT

もうおわかりのように、この心電図は心房の電気的刺激（P波）が起こってもそれがすぐに心室に伝わらず、心室は固有のペースでリズムを刻む（R波）「**完全房室ブロック（第Ⅲ度房室ブロック）**」。それに「**左脚前枝ヘミブロック**」が加わったものです（クイズの答えは**C**.）。
心室にとって有効な心拍数は35回/分ということになり、きわめて遅いペースでしか、心臓から血液を送り出していないのです。
QT間隔が0.64秒と非常に延長しているのは、心臓の収縮がきわめて弱く（**QT延長症候群**）、突然、心室細動の発作を起こしたりする可能性がきわめて高いのです。
この方は結局、**人工ペースメーカー植込み術**を行いました。術後はきわめて経過がよく、**言語障害も改善**されました。言語障害は心拍数が遅く、心送血量も少ないため、脳虚血状態に原因があったことがわかりました。

心房のレートと別に心室が遅いレートできざむ脈拍

■**心電図診断**：完全房室ブロック（第Ⅲ度房室ブロック）+左脚前枝ヘミブロック

Q36 臨床で、いちばんよく使われるモニター電極は？

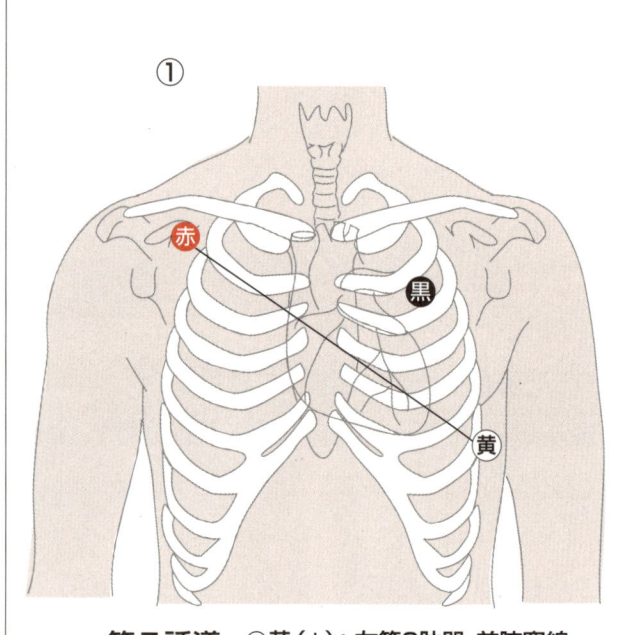

A.①　B.④　C.③

① 第Ⅱ誘導
- ○黄(＋)：左第6肋間・前腋窩線
- ●赤(－)：右肩付根・鎖骨下部
- ●黒　　：左第2肋間・鎖骨中線

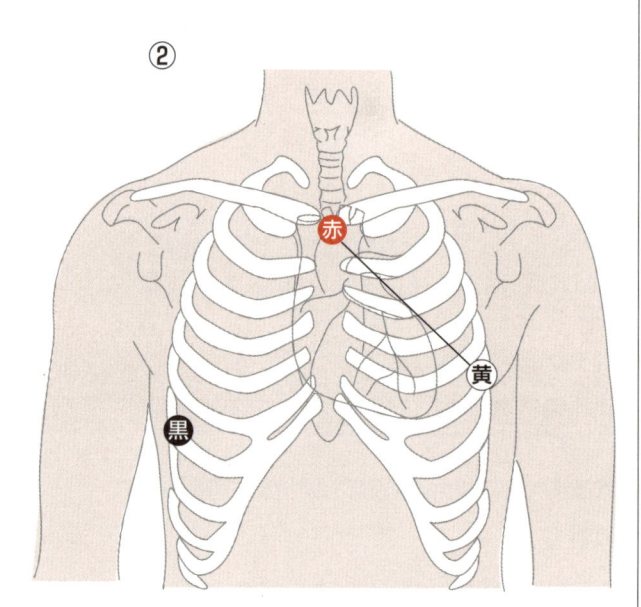

② CM5誘導
- ○黄(＋)：V₅に近い肋骨上
- ●赤(－)：胸骨上端
- ●黒　　：右第6肋間・前腋窩線

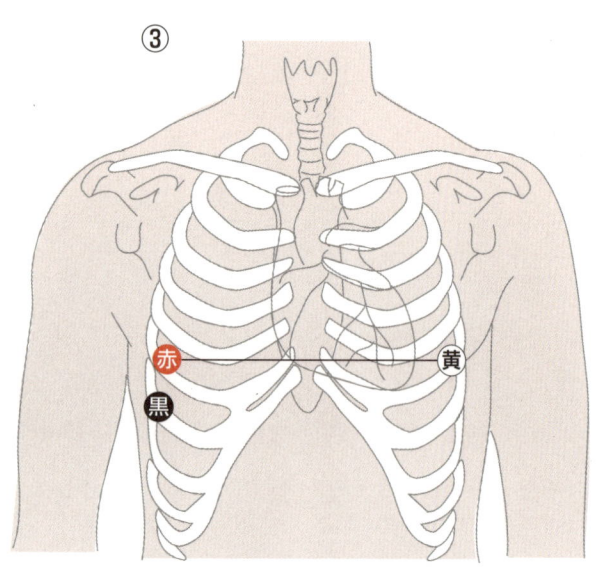

③ CC5誘導
- ○黄(＋)：V₅に近い肋骨上
- ●赤(－)：V₅Rに近い肋骨上
- ●黒　　：右第6肋間・前腋窩線

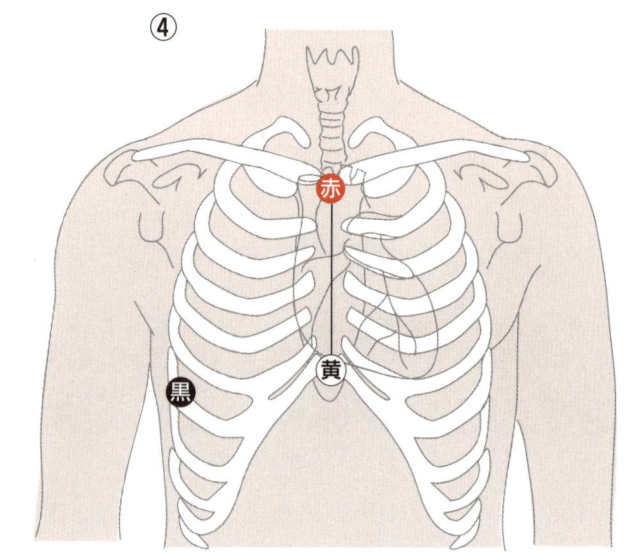

④ NASA誘導
- ○黄(＋)：胸骨下端
- ●赤(－)：胸骨上端
- ●黒　　：右第6肋間・前腋窩線

ここでは、臨床で日ごろ皆さんが目にするモニター心電図の電極の位置について考えてみましょう。

HOW

モニター心電図の電極には、1チャンネル誘導法と2チャンネル誘導法があります。ここでは、1チャンネル誘導法を取り上げて説明してみましょう。

電極の色には赤●（−）、黄○（＋）、黒●（アース） があり、**標準四肢誘導の第Ⅱ誘導にいちばん近い①番のもの**を使います。①②がモニター上類似するのは、ともに心臓の長軸に平行しているためです。

WHY

ではなぜ、①番が用いられるのでしょう？
それは、第Ⅱ誘導とほぼ同じ方向に電極が置かれるため、**心臓の長軸に平行に記録され、最も大きな振幅が得られる**からです。CM5も長軸に平行であるため、これに類似しています。

電極に関しては、宇宙飛行士が飛行中の心電図をスペース・シャトルや宇宙ステーションから地上に送るためのNASA電極（胸骨上端：赤、胸骨下端：黄）などもあります（④番に示しました）。なお、このNASA誘導法と組み合わせたものが、2チャンネル誘導法であり、赤→橙、黄→青の電極となっています。

それぞれの誘導法は、身体を動かしても電極が外れないようにと配慮して装着するわけです。（ちなみに、このモニター心電図は私のものです）。

WHAT

臨床的にいちばんよく使われるモニター電極は、①番です。というわけで、クイズの答えは、もちろん **A.**。
①〜④番まで電極の置かれた位置によって心電図波形が異なります。
名称も**胸骨：M、肋骨：C**の略称をつけて、CM5、CC5などと呼ばれています。

①〜④の電極から得られる心電図

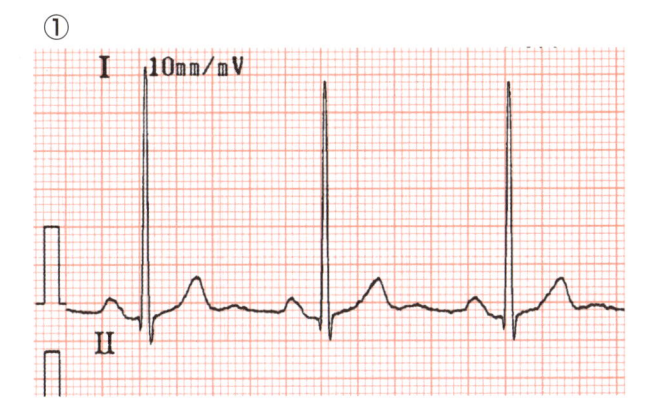

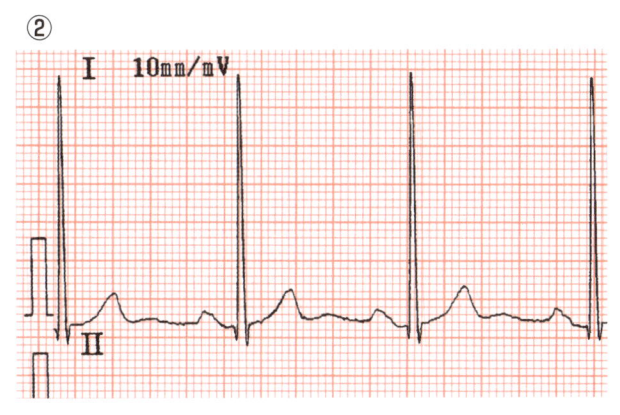

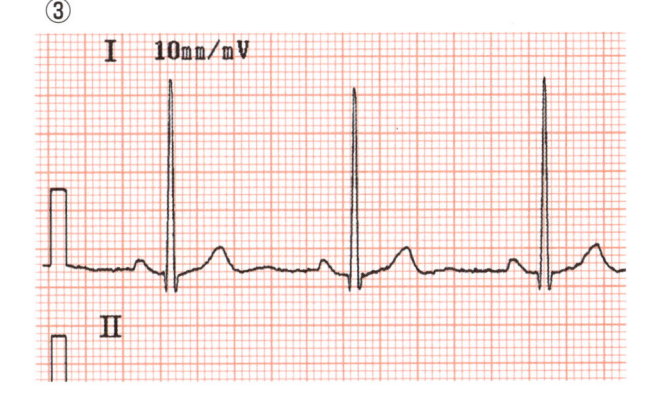

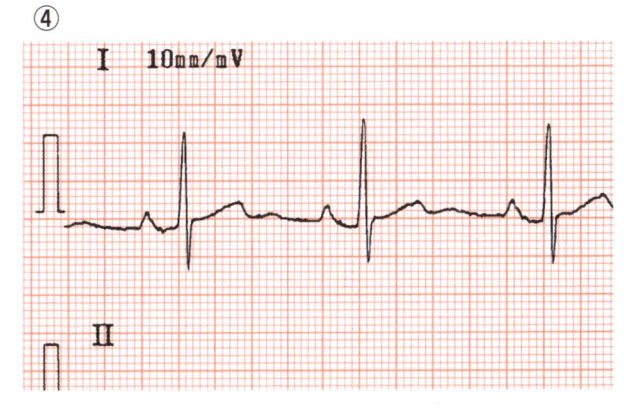

Q37 V₂〜V₅までのST部分は、a, bの心電図を

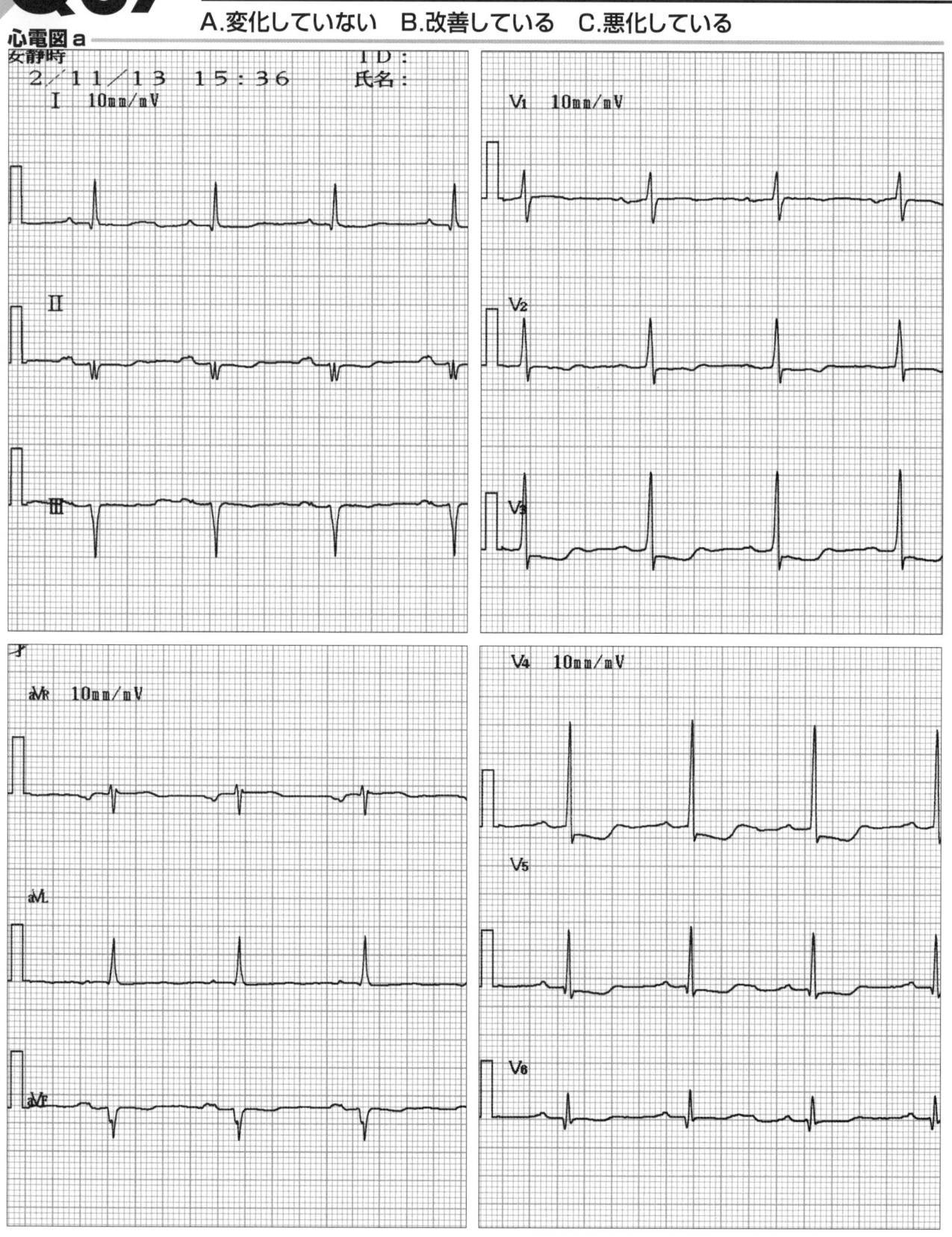

A.変化していない　B.改善している　C.悪化している

心電図 a

比較してどうでしょうか？

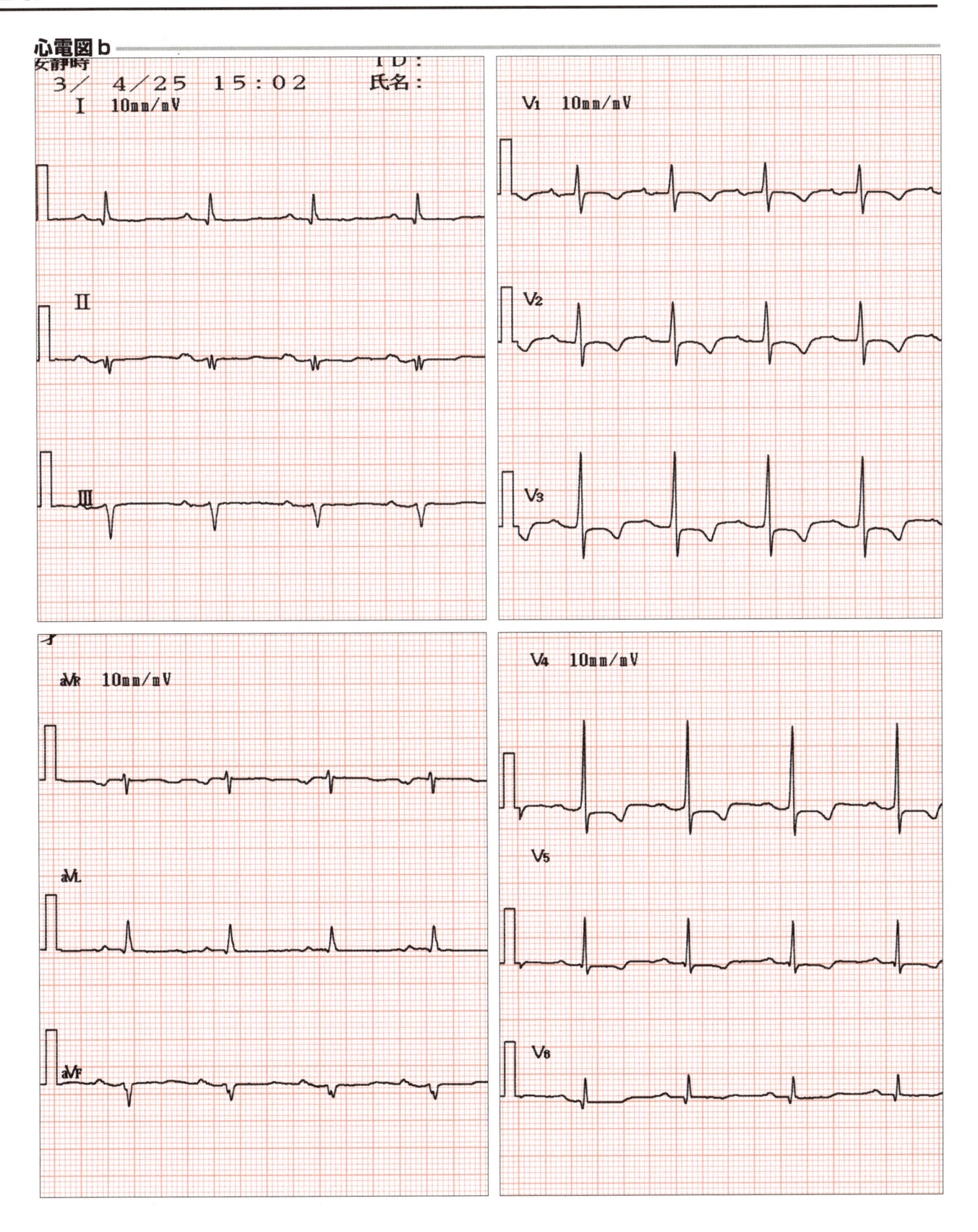

心電図b

女静時
3/ 4/25 15:02   ID:
                  氏名:
I 10mm/mV

II

III

aVR 10mm/mV

aVL

aVF

V1 10mm/mV

V2

V3

V4 10mm/mV

V5

V6

Q37 V₂〜V₅までのST部分は、a, bの心電図を

A. 変化していない　B. 改善している　C. 悪化している

CASE-37
73歳の男性。PTCA（経皮的冠動脈形成術）やレーザー治療を行った後、バイパス手術を受けた。

HOW

① 較正曲線：1mV = 10mm
② 心拍数：66回／分（術前）、78回／分（術後）
③ リズム：整（P-P＝R-R）
④ PR間隔：0.20秒（術前・術後とも）
⑤ P波：第Ⅱ誘導で高さ1.5mm、幅0.12秒（術前・術後）
⑥ QRS群：第Ⅱ誘導でW型（幅0.09秒）（術前・術後）
⑦ QT間隔：0.40秒（術前・術後）
⑧ 平均電気軸：術前は第Ⅰ誘導で＋8mm、第Ⅲ誘導で－10mm→－37°／術後は第Ⅰ誘導で＋5mm、第Ⅲ誘導で－5mm→－30°
⑨ 胸部誘導におけるR波の増高：V₄でR波がいちばん大きい（術前・術後）
⑩ 異常Q波：第Ⅲ誘導、aV_Fで深いQ波
⑪ ST部分：V₃・V₄で術前2mm下降、術後は1mm
⑫ T波：V₁〜V₆二相性（－＋）の陰性T波が、術後はやや鮮明
⑬ U波：問題なし

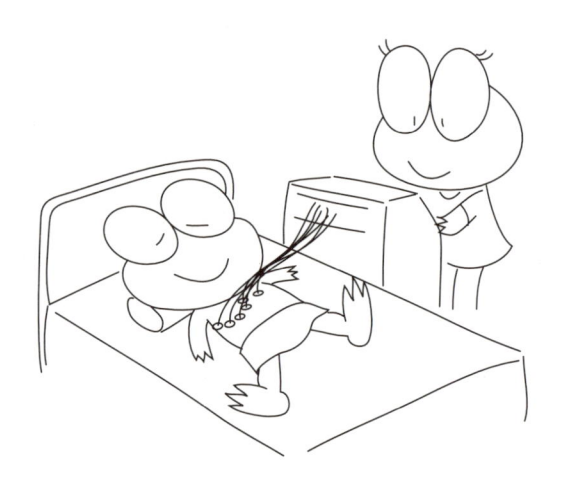

WHY

この方は2年半前まで、アスレチックジムに週2回、トレーニングに通っておられました。ところが、ある日、庭の手入れ中、最初の狭心症発作を起こしました。その後、大阪の循環器専門の病院でPTCAを行ったあと、2年間に5度にわたり、レーザーおよびローター・アブレーションなどの治療を行いました。しかし、狭心症状が治らず、最近、**冠動脈バイパス手術**を行いました。

この心電図は a が手術前、b が手術後とられたものです。

どちらも **P波が二峰性であり、左房拡大**が見られます。

QRS群が第Ⅱ誘導でW型、第Ⅲ誘導、aV_FでQS型を示しているところから、**陳旧性下壁心筋梗塞**のあったことは明らかです。

ST-T波も、V₂〜V₆で下降。V₃〜V₄で2mm下降していたのが、**冠動脈バイパス手術後は同じ胸部誘導で1mmと回復**しています。

これは、心筋の傷害電流がバイパス手術により減少し、心筋への血液灌流が改善したことを示します。

というわけで、クイズの答えは **B.** ですね。

比較してどうでしょうか？

WHAT

術後の心電図では、胸部誘導でT波の陰性化が強くなったように思われますが、これは虚血を意味しているにすぎません。

ST部分の低下が傷害電流の程度を表しています。
bの心電図は、術後2週間目にとられたものです。月日が経てば、さらに改善されるだろうと思っています。

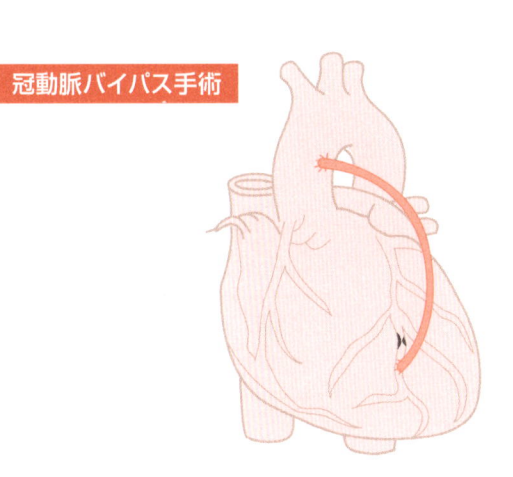

冠動脈バイパス手術

■梗塞部位と異常Q波の出現する誘導

梗塞部位		心電図誘導											
		I	II	III	V_1	V_2	V_3	V_4	V_5	V_6	V_7	aV_L	aV_F	V_E
前壁	広範囲前壁	+	−	−	(+)	+	+	+	+	+	−	+	−	−
	前壁中隔	−	−	−	+	+	+	(+)	−	−	−	−	−	−
後壁	広範囲後壁	−	+	+	−	−	−	−	−	(+)	+	−	+	+
	純後壁（高位後壁）	−	−	(+)	−	−	−	−	−	−	(+)	−	(+)	+
	下　壁	−	+	+	−	−	−	−	−	−	−	−	+	+
側壁	広範囲側壁	+	(+)	(+)	−	−	−	−	+	+	(+)	+	(+)	−
	高位側壁	+	−	−	−	−	−	−	(+)	−	−	+	−	−
混合型	前壁側壁（心尖）	+	(+)	−	−	−	−	+	+	(+)	(+)	+	−	−
	後壁側壁	+	(+)	+	−	−	−	−	(+)	+	+	+	+	+
	前壁後壁	(+)	+	+	−	+	+	+	(+)	(+)	+	(+)	+	+

STの変化に続き
Q波にも
異常を示し
きざむ脈拍

■心電図診断：陳旧性下壁心筋梗塞

Q38 胸部誘導のQRS群は、何を表しているのでしょう？

A. 左室肥大（収縮期負荷）　B. 左室肥大（拡張期負荷）　C. 右室肥大

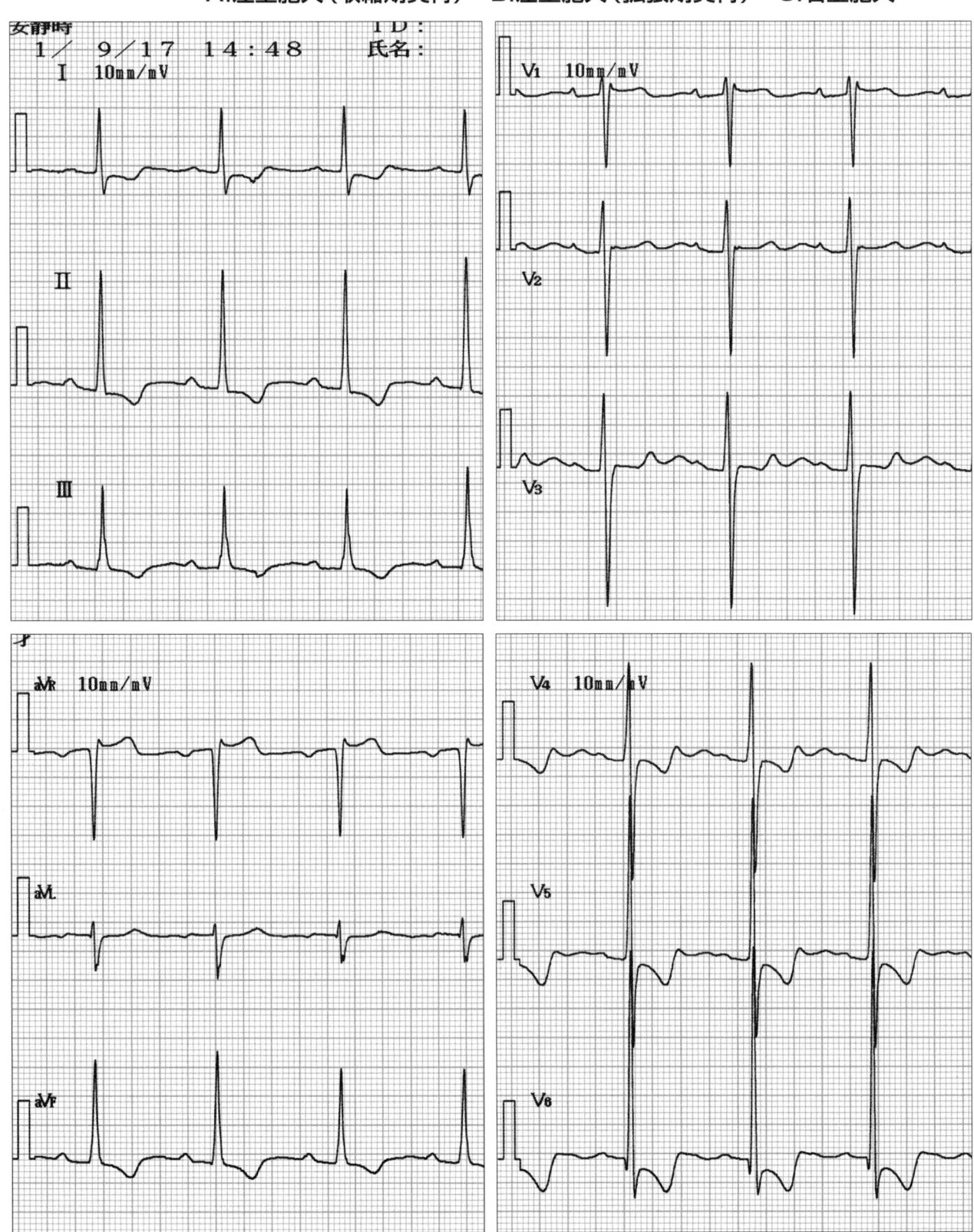

CASE-38
63歳の主婦。40年前から、弁膜症を指摘されている。

HOW

① 較正曲線：1mV＝10mm
② 心拍数：68回／分
③ リズム：整（P-P＝R-R）
④ PR間隔：0.23秒
⑤ P波：第Ⅱ誘導で高さ2mm、幅0.09秒
⑥ QRS群：幅0.10秒、R波の高さ／第Ⅱ誘導で23mmと高い
⑦ QT間隔：0.39秒
⑧ 平均電気軸：第Ⅰ誘導で+7mm、第Ⅲ誘導で+14mm → +68°
⑨ 胸部誘導におけるR波の増高：V$_6$のR波が最高で36mm
⑩ 異常Q波：なし
⑪ ST部分：第Ⅰ・Ⅱ・Ⅲ誘導、aV$_F$、V$_4$〜V$_6$で下降
⑫ T波：上記の誘導でT波の陰性化も著しい
⑬ U波：V$_2$〜V$_4$でT波とほぼ同じ高さである

WHY

このケースは、四肢誘導や胸部誘導の**RS波の振幅が大きく、左室肥大**のあることが明らかです。またST-T波の形から**左室収縮期負荷**があると考えられます。クイズの答えは **A.**。

病歴では、40年前から**心臓弁膜症**があると主治医にいわれましたが、無症状のために放置していました。20年前に、初診で私のクリニックに来られた際、血圧は110/70mmHg。聴診上、大動脈弁部位にⅢ／Ⅵ度の収縮早期駆出性雑音があり、三尖弁部位にも拡張早期逆流性雑音を聴取しました。

胸部誘導のR波は、V$_5$（30mm）よりもV$_6$（36mm）で高くなり、かなりの左室肥大を示しています。**ST-T波の陰性化**は左室収縮期負荷を示すことから、大動脈弁狭窄が先にあったものと思われます。

心電図所見で高度の左室肥大が見られるにもかかわらず、**血圧が110/70mmHgと低いのは、大動脈弁に狭窄があるため、拍出量が減少していることを**意味します。

さらに、V$_2$〜V$_5$まで、T波の後に見られる大きな**U波は、左室拡張期負荷のため**であると考えられるのですが、主としてST部分の低下が著しいため、左室収縮期負荷が先行したものと思われます。

WHAT

大動脈弁部位における収縮早期駆出性雑音と、三尖弁部位における拡張早期逆流性雑音が聞かれるということは、臨床診断として「**大動脈弁狭窄閉鎖不全**」があると考えられます。

強心薬のジゴキシン錠0.25mg・1回／日とACE阻害剤のレニベース錠5mgを1回／就寝時に処方（またはARBのロサルタン錠25mgなど）していますが、やはり外科的手術の適応と考えられます。

ご本人にも家族にも手術の必要性を毎年話していますが、「どうしても手術は受けたくない」とのこと。現在も、月1回外来でフォローアップしているところです。

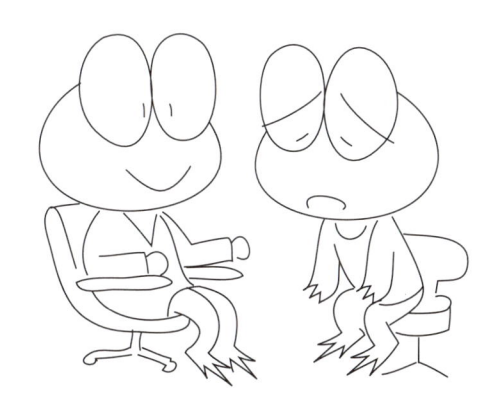

■**心電図診断**：左室肥大（収縮期負荷）

Q39 この心電図のQRS群は？

A. 完全右脚ブロック　B. 不完全右脚ブロック　C. 完全左脚ブロック

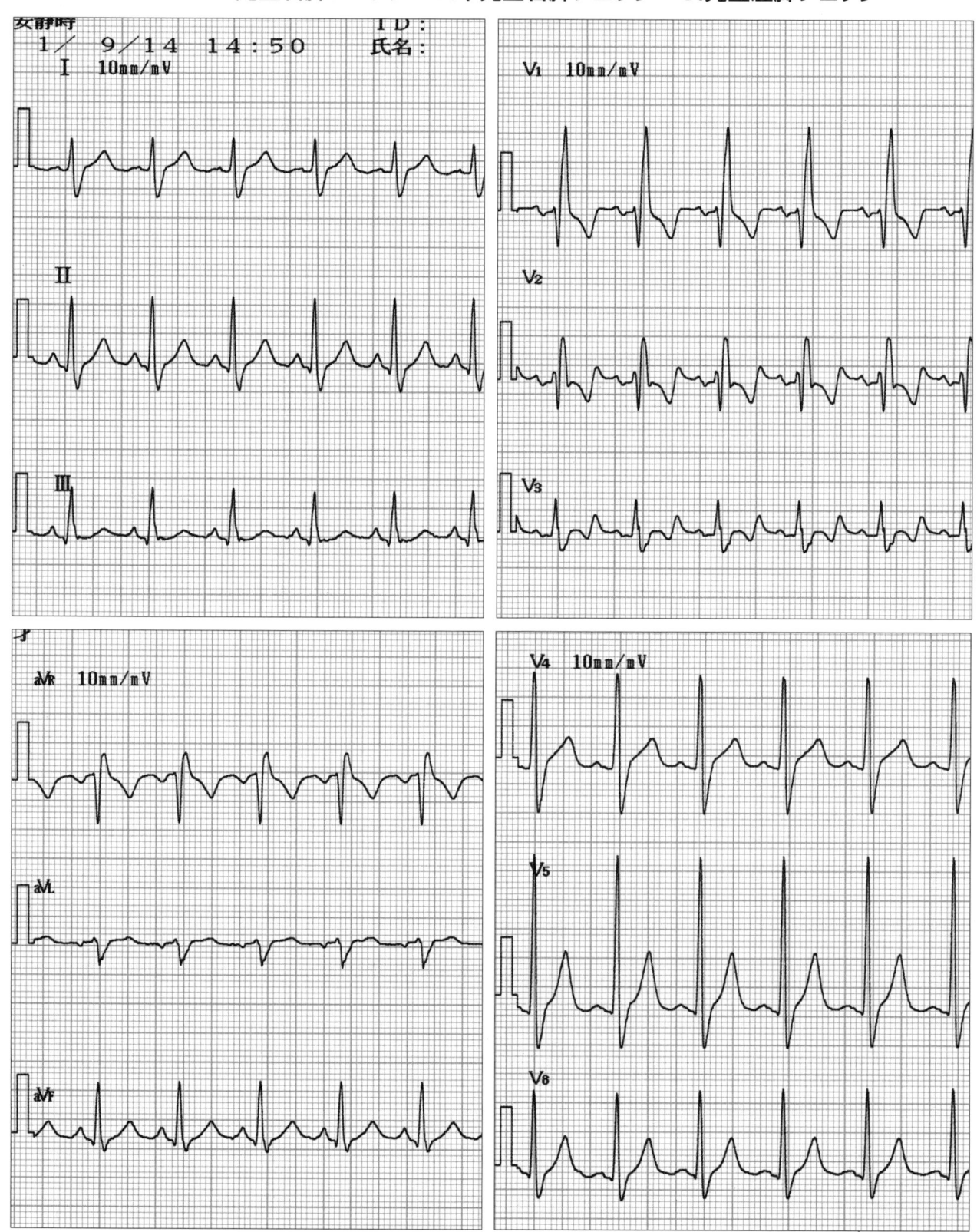

PAGE-92●続・やってみようよ！心電図

CASE-39
46歳の男性。1か月前にクーラーをかけ、テレビを見ている最中に呼吸困難となった。

HOW

① 較正曲線：1mV = 10mm
② 心拍数：102回／分
③ リズム：整（P-P＝R-R）
④ PR間隔：0.14秒
⑤ P波：第Ⅱ誘導で高さ2mm、幅0.09秒
⑥ QRS群：幅0.12秒、$V_1 \sim V_2$でrsR'型
⑦ QT間隔：0.37秒
⑧ 平均電気軸：第Ⅰ誘導で＋1mm、第Ⅲ誘導で＋8mm → ＋85°
⑨ 胸部誘導におけるR波の増高：右脚ブロックのために、V_1とV_5で、2回R波の増高が見られる
⑩ 異常Q波：見られない
⑪ ST部分：問題なし
⑫ T波：問題なし
⑬ U波：問題なし

WHY

この心電図を見る限りでは**完全右脚ブロック**である以外に、特別な所見は見当たりません。

ところが病歴をよく聞いてみると、15歳のときに高熱を出したあと、「心臓に雑音がある」と小児科の先生にいわれたことがあります。それ以後、健康に過ごしていましたが、血圧が数年前から高めでした。

1か月前の**夏の暑い日に外から家に帰り、クーラーをかけて寝ながらテレビを見ている最中に急に息苦しくなり**、起き上がってしばらくすると楽になったそうです。呼吸困難を起こしたのは、今回が初めてだということでした。タバコは20〜30本／日、20年以上吸っていたということです。

身長165cm、体重59kgと中肉中背の男性。診察をすると明らかに呼吸困難があり、心拍数102回／分、血圧も150/100mmHg。聴診により、**左右肺下野に捻髪音が、僧帽弁部位にⅣ／Ⅵ度の全区間性収縮期雑音**を聴くことができました。この方の基礎疾患は、**僧帽弁閉鎖不全**だったのです。

WHAT

おそらく、夏の暑さで体力を消耗し、心機能も低下していたのかもしれません。外から家に帰って**急にクーラーで体を冷やしたことが引き金となり、心不全状態**になったのだと考えられます。

「**完全右脚ブロック**」は、元からあったものだと思われます。たとえ「**僧帽弁閉鎖不全**」があったとしても、心電図だけでけっして簡単に診断はできないことを示してくれたケースです。クイズの答えは、もちろん **A.**。

僧帽弁閉鎖不全

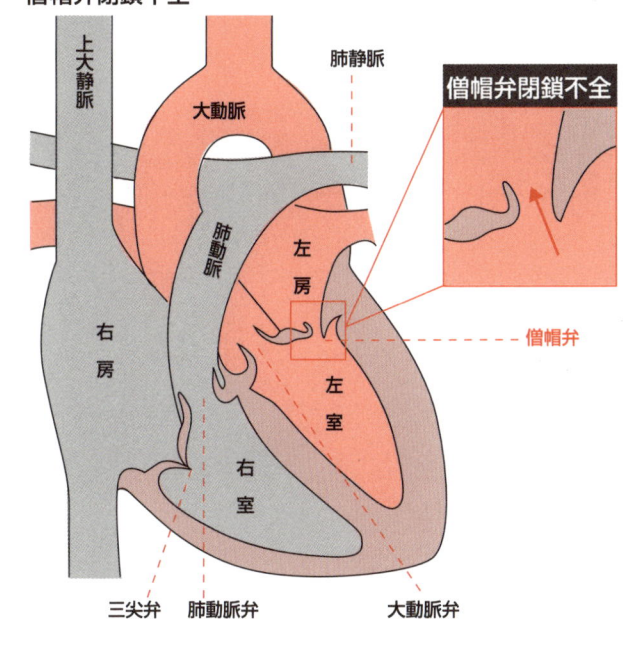

■ **心電図診断**：完全右脚ブロック

Q40 このケースのQRS群の幅は？

A. 普通　B. 陳旧性心筋梗塞　C. 完全左脚ブロック

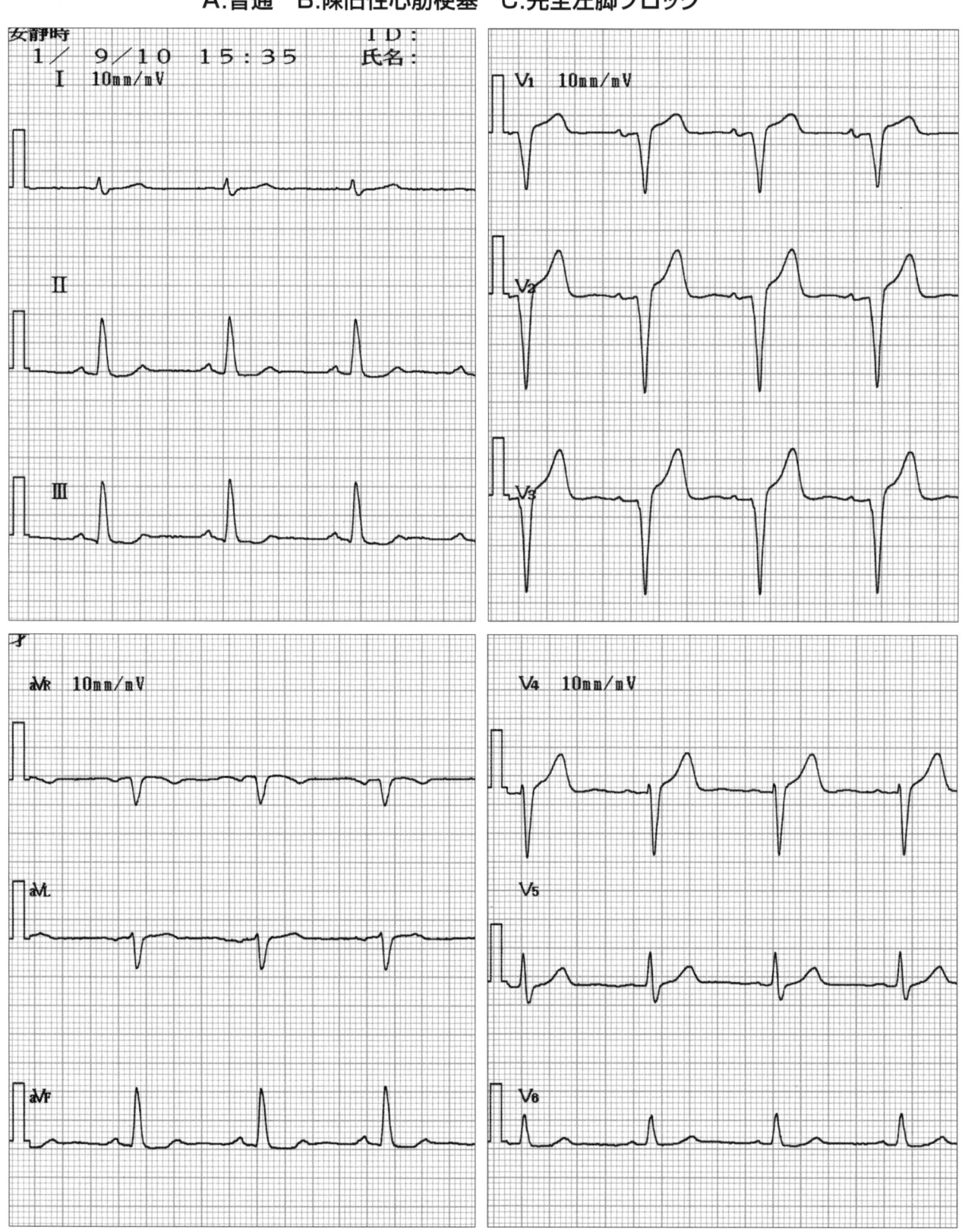

CASE-40
81歳の男性。数年前から下肢の浮腫がある。

HOW

①較正曲線：1mV = 10mm

②心拍数：67回/分

③リズム：整（P-P=R-R）

④PR間隔：0.15秒

⑤P波：第Ⅱ誘導で高さ2mm、幅0.09秒

⑥QRS群：幅0.11秒、胸部誘導のV$_1$〜V$_3$までQS型

⑦QT間隔：0.39秒

⑧平均電気軸：第Ⅰ誘導で+1mm、第Ⅲ誘導で+10mm
→ +86°（立位心）

⑨胸部誘導におけるR波の増高：左脚ブロック型のため、移行帯がV$_5$にある

⑩異常Q波：V$_1$〜V$_3$までQS型のQRS群

⑪ST部分：V$_1$〜V$_4$まで2〜3mmの上昇が見られる

⑫T波：特に問題なし

⑬U波：問題なし

WHY

皆さんもこの心電図を見て、**V$_1$〜V$_3$の深いQS型**に気づかれるでしょう。さらに、QRS群の幅を見ると**完全左脚ブロックのように延長していないのです（0.11秒）**。つまり、クイズの答えはB.の**陳旧性心筋梗塞**です。

この所見は、**心室内伝導遅延**といって心室内の電気刺激が伝わるのに普通よりも余計に時間がかかることを意味します。

この方は心臓病の既往はなく、**18年前に肺癌と診断され**、それ以来ずっと「ハスミ・ワクチン」を使用して今日に至っています。数年前から両下肢に浮腫が出て、歩行時に両足がしびれると話しておられました。受診1年前には**直腸癌手術**を行い、人工肛門をつけておられます。問題は、肺癌と直腸癌との関連ですが、外科の主治医の話では転移はないということです。

近年、**高齢の患者さんを診る機会が多く、しかも私のクリニックでは脚ブロックを示す方が非常に多くなりました**。ところが、中には左脚ブロックが一過性で、別の機会に心電図をとってみるとまったく正常な方も見かけます。

WHAT

このケースのように、四肢誘導や胸部誘導で左軸偏位を示さず、単にQRS群が正常値の0.10秒を越えているだけのものは「心室内伝導遅延」と呼ぶことができます。

昔、私がチュレーン大学に留学していたとき、主任のバーチ教授（Prof. George E. Burch）が、「これはcancer heartだ」といって示した心電図は、陳旧性前壁中隔の心筋梗塞があり、しかも心室内伝導遅延が見られるものでした。

心電図だけで肺癌や胃癌の診断をすることはできませんが、確かに、癌による全身の細胞への影響は否定できないと思います。

この方は一昨年、九州の実家に帰られ、現在もご健在です。

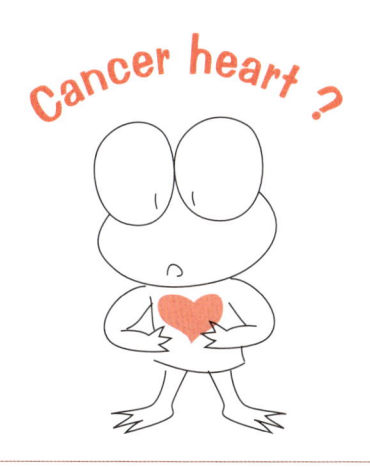

■**心電図診断**：陳旧性心筋梗塞（伝導遅延）

Q41 この心電図の診断は？

A. 右室肥大　B. 両室肥大　C. 左室肥大＋左脚前枝ヘミブロック

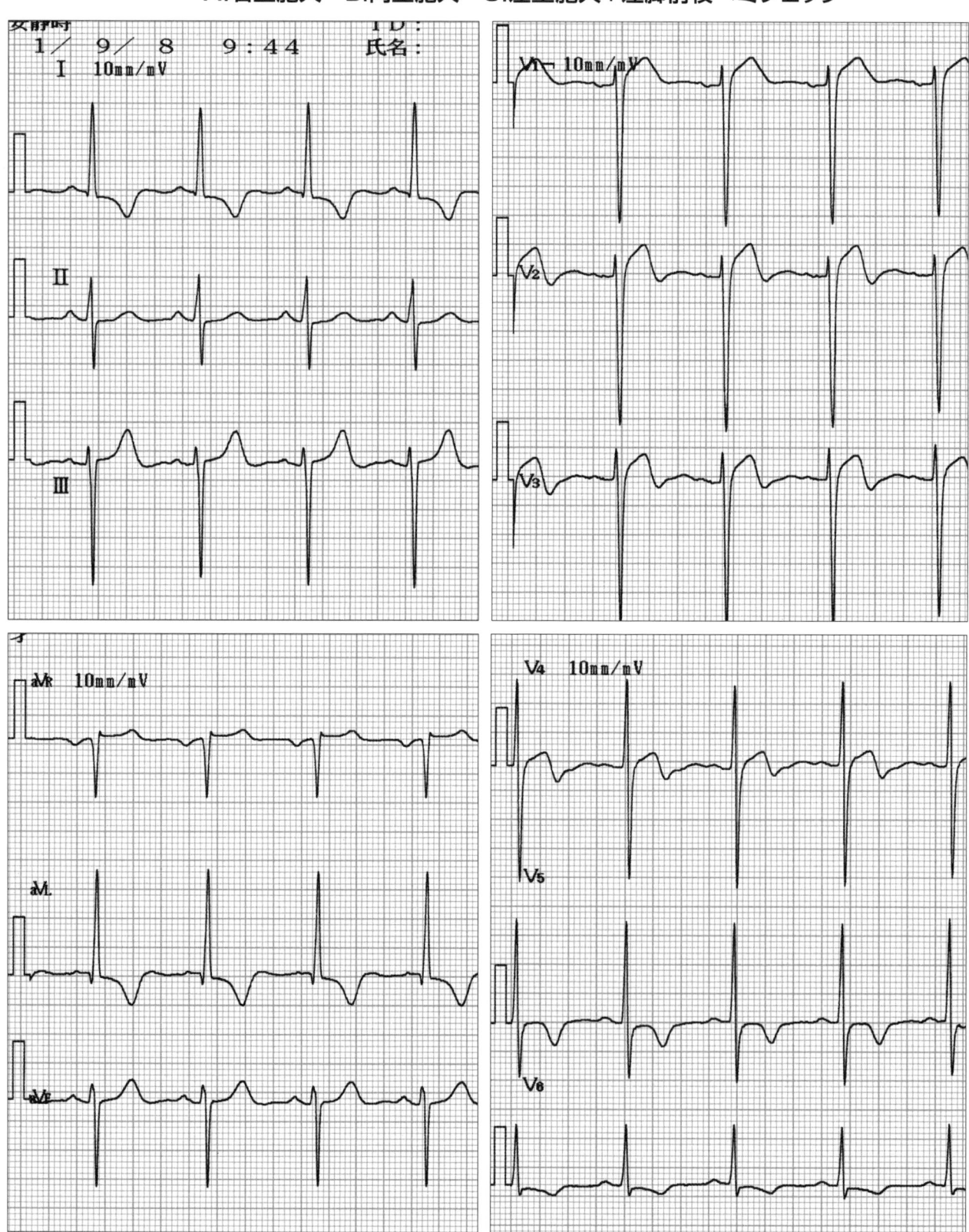

CASE-41
48歳の男性。3年前から健康診断で心電図異常を指摘された。

HOW
① 較正曲線：1mV = 10mm
② 心拍数：77回/分
③ リズム：整（P-P=R-R）
④ PR間隔：0.16秒
⑤ P波：第Ⅱ誘導で高さ2mm、幅0.10秒
⑥ QRS群：幅0.11秒。R波の高さは第Ⅰ誘導で15mm、第Ⅱ・Ⅲ誘導で深いS波
⑦ QT間隔：0.40秒
⑧ 平均電気軸：第Ⅰ誘導で＋15mm、第Ⅲ誘導で－18mm → －37°（病的左軸偏位）
⑨ 胸部誘導におけるR波の増高：問題なし
⑩ 異常Q波：見られない
⑪ ST部分：V_1～V_4で上昇、第Ⅰ誘導とV_5で軽度に下降
⑫ T波：第Ⅰ誘導、aV_L、V_5～V_6で陰性化
⑬ U波：問題なし

WHY
この方の心電図所見で特に目をひくのは、四肢誘導で**病的左軸偏位**を示していることです。そして、第Ⅰ誘導でR波の高さが15mmと高いのですが、V_5のR波の高さが意外に低いことに気づかれることでしょう。病歴をうかがうと、会社の営業主任であり、毎日かなり精神的緊張を強いられることが多く、血圧はいつも200/110mmHg前後。自覚症状もないために、特に治療を行っていなかったとのことでした。
心電図所見では、明らかに**高血圧による収縮期負荷を併った左室肥大**（第Ⅰ誘導、aV_L、V_4～V_6の陰性T波）を示しています。異常Q波も見られず、おそらく、心筋梗塞は起こしていないだろうと思われます。

問題は**左脚前枝ヘミブロック**（第Ⅱ・Ⅲ誘導、aV_Fの深いS波）です。多くの場合、冠動脈前下行枝から別れた心室中隔枝に小さな梗塞ができると、この所見を示します。
クイズの答えは、もちろん**C.**です。

WHAT
近年、生活習慣病のことが話題に上りますが、心筋梗塞の危険因子には
①高血圧　②ストレス　③肥満　④タバコ
⑤運動不足　⑥糖尿病　⑦高コレステロール血症
のほか、たくさんのものが挙げられます。この方の場合は、①②の危険因子が当てはまります。
初診後、β-ブロッカーのテノーミン錠50mg・2回/日を処方（またはインデラルLAカプセル60mg、ロプレソール錠25mg）してから、血圧は140/80mmHg前後と安定してきました。**自覚症状がないため、月1回の受診も忘れがち**です。外来では、こういった患者さんをよく見かけます。
このようなケースに遭遇された場合には、できるだけ、**日常生活上の注意をしてあげる**ことが大切です。**患者さんのQOL**（人生の充実度）を高めるようにすることです。

Ⅰ誘導
V_5のRも
高くなり
ST-Tは
深く陰性

■**心電図診断**：左室肥大（収縮期負荷）＋左脚前枝ヘミブロック

Q42 この心電図の診断は？

A. 右室肥大　B. 陳旧性下壁心筋梗塞　C. 両室肥大

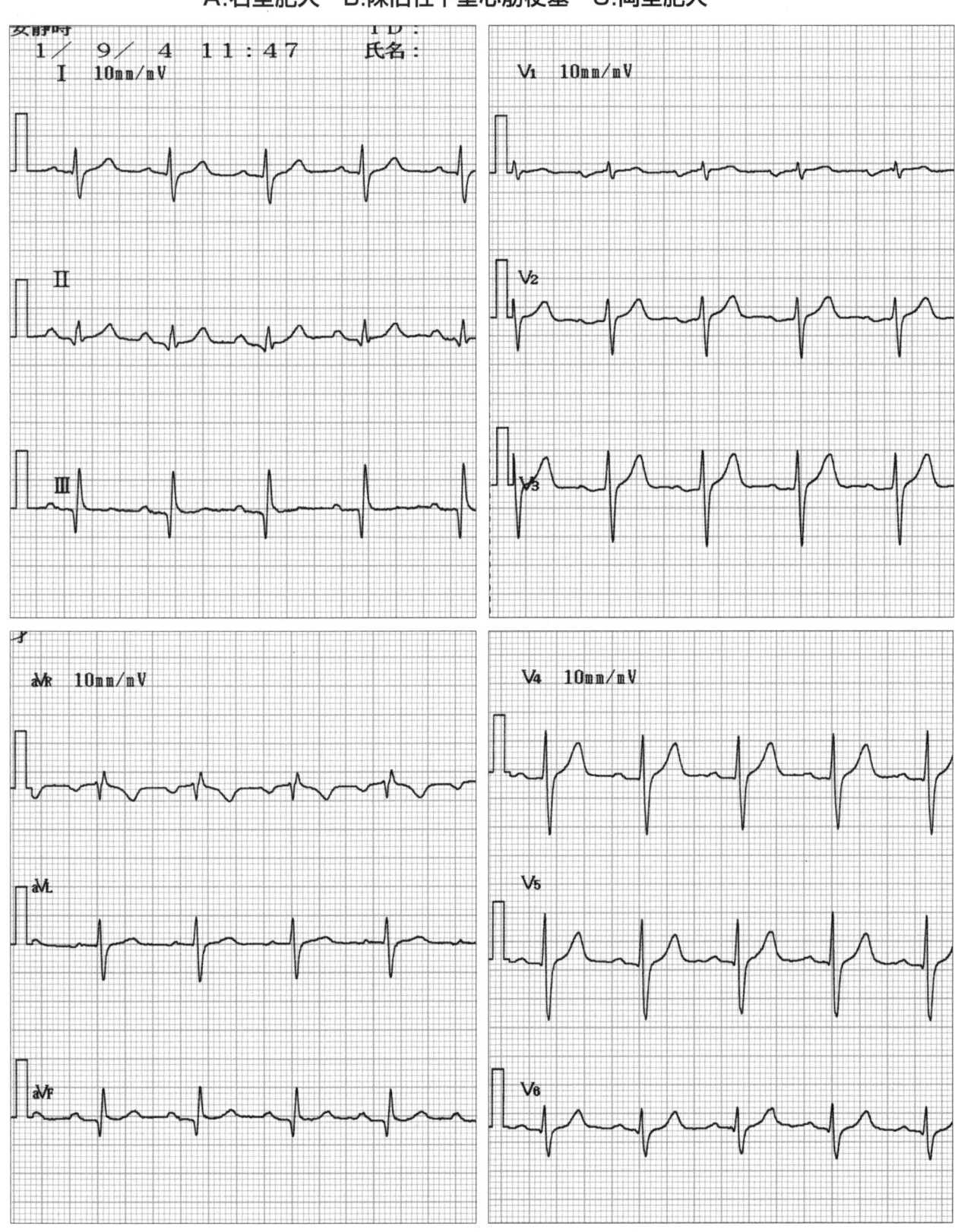

CASE-42
66歳の男性。1週間前から喉が痛く、前々から左胸と喉を締めつけるような感じが持続。

HOW

①較正曲線：1mV＝10mm

②心拍数：86回/分

③リズム：整（P-P＝R-R）

④PR間隔：0.19秒

⑤P波：第Ⅱ誘導で高さ2mm、幅0.08秒

⑥QRS群：第Ⅰ誘導、aV_L、V_4～V_6でQRS群のR/S比が1.0に近い（右室負荷）

⑦QT間隔：0.34秒

⑧平均電気軸：第Ⅰ誘導で0mm、第Ⅲ誘導で＋8mm→＋90°

⑨胸部誘導におけるR波の増高：問題なし

⑩異常Q波：第Ⅲ誘導とaV_Fに深いQ波（R波の1/4を越える）

⑪ST部分：問題なし

⑫T波：正常

⑬U波：見られない

WHY

この心電図所見で目につくのは第Ⅰ誘導、aV_L、V_4～V_6のQRS群のR/S比がほぼ1.0であるということです。これは心臓を水平軸で見た場合、心尖部が前方に偏位しているためでV_4～V_6までほとんど左右の心室の力が等しく、したがって**右室負荷**があると考えられます。

第Ⅲ誘導とaV_Fの深いQ波は、**陳旧性下壁心筋梗塞**であることを示しています（クイズの答えはB.）。そのほかの心電図所見には、あまり変化は見当たりません。

この方は、ある大会社の社長で、2年前に陳旧性心筋梗塞を人間ドックで指摘されたことがあるとのことでした。今回、クリニックを受診されたのは1週間前から喉が痛く、上気道炎のような症状があり、前日の夕方から左胸と喉を締めつけられるような感じになり、ずっと持続していたためです。

身長165cm、体重68kg。血圧は140/90mmHg、脈拍86回/分で、聴診上にも異常所見は見られませんでした。

以上の病歴と心電図所見から、今回の病状は心電図上、急性心筋梗塞を再発したものとは考えられませんでした。

WHAT

この心電図所見は、2年前の人間ドックにおけるものと変わらないことがわかりました。すぐに血液検査をしましたが、白血球11,000/mm^{3}以外、CPK、LDH、GOT、GPTの値もすべて正常でした。

検査所見を十分に説明し、抗生物質（エリスロシン錠200mg＋インテバンSP錠を各1錠ずつ4回/日）を処方。翌日にはすべて症状もとれ、仕事に復帰されました。

以前に心筋梗塞の病歴がある方が胸痛を訴えられた場合は、一応、心筋梗塞後狭心痛を疑いますが、**大切なのは胸痛の持続時間**です。一昼夜も続く場合は狭心症ではなく、むしろ、心筋梗塞の再発作を考えたほうがよいと思います。

このケースには抗生物質の処方のみで、狭心症などに対する処方は行いませんでした。

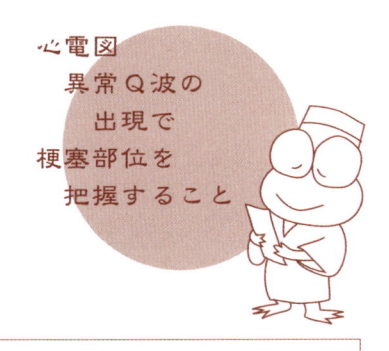

心電図 異常Q波の出現で梗塞部位を把握すること

■心電図診断：陳旧性下壁心筋梗塞

Q43 この心電図の診断は何でしょう？

A. 左室肥大＋洞徐脈　B. スポーツ心　C. 両室肥大

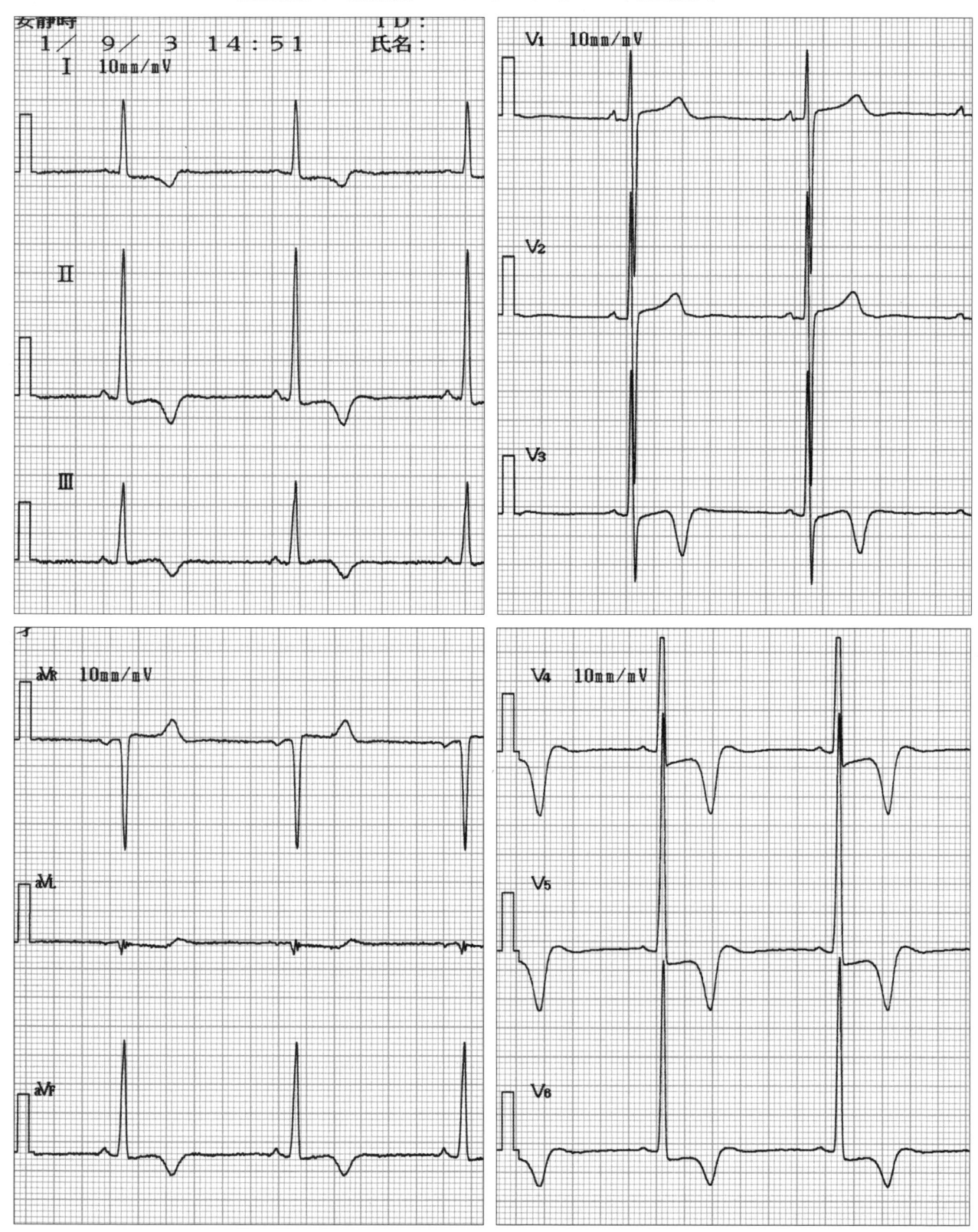

CASE-43
78歳の女性。17年前に流感の後、心電図の異常を指摘された。

HOW

① 較正曲線：1mV = 10mm
② 心拍数：48回/分（徐脈）
③ リズム：整（P-P=R-R）
④ PR間隔：0.13秒
⑤ P波：第Ⅱ誘導で高さ1.5mm、幅0.08秒
⑥ QRS群：幅0.10秒、R波の高さ／第Ⅱ誘導で26mm、V_5で41mm（高度左室肥大）
⑦ QT間隔：0.56秒（延長）
⑧ 平均電気軸：第Ⅰ誘導で+12mm、第Ⅲ誘導で+14mm → +62°
⑨ 胸部誘導におけるR波の増高：正常の増高（V_4では心電計の振れが大きく、記録紙の上で止まっている）
⑩ 異常Q波：見られない
⑪ ST部分：第Ⅰ誘導、V_4〜V_6で低下
⑫ T波：第Ⅰ・Ⅱ・Ⅲ誘導、aV_F、V_3〜V_6まで陰性化
⑬ U波：問題なし

WHY

この方の心電図は一見して**脈拍が遅く**、しかも各誘導における**R波が非常に高い**ことから**左室肥大**のあることは間違いありません。

クイズの答えは、そう、**A.** です。

しかも**第Ⅰ誘導、V_4〜V_6のST部分が低下し、四肢誘導、胸部誘導の左室側のT波が陰性化**しているのは**左室収縮期負荷**を示します。

病歴を見ると、昭和62年頃より血圧が170/100mmHgと高く、近くの先生の診察を受けておられました。そのころ流感にかかったあと心臓が苦しくなり、心電図に異常があると指摘されました。

この方の身長は142cm、体重は40kgと小柄です。脊椎前彎症があり、食事のときには絶えず動悸がすると話しておられました。喉から胸にかけてヒリヒリしたような感じが続いたため、ニトログリセリンを服用しましたが効果がありませんでした。

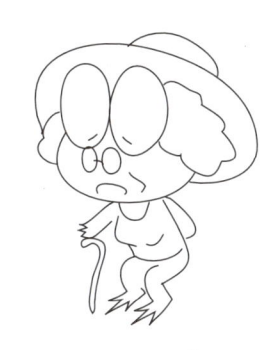

15年前に右眼の網膜剥離を起こしたため、手術をしたという病歴があります。

WHAT

初診以来、外来での血圧は種々の降圧剤を処方しましたが、140/80mmHg前後になったのがベストの血圧でした。この方の心電図は長年にわたる高血圧のため「**左室肥大（収縮期負荷）**」があり、また、カルシウム拮抗剤のアダラートCR錠を処方しているための徐脈が見られます。

高血圧の方には降圧剤としてβ-ブロッカーやカルシウム拮抗剤が使われますが、脈拍数、血圧ともに下がる（徐脈）のが特徴で、かえって下げ過ぎると脱力感などを訴えられる場合が多いのです。

高齢者の治療には、その方に合った処方が必要となります。

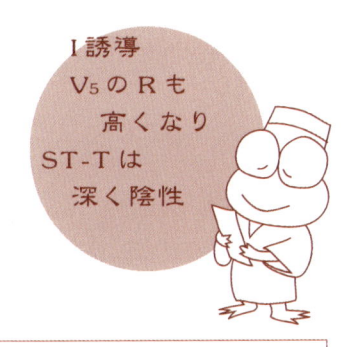

Ⅰ誘導
V_5のRも
高くなり
ST-Tは
深く陰性

■心電図診断：左室肥大（収縮期負荷）+洞徐脈

Q44 この心電図のQRS群の幅は？

A. 正常　B. 不完全脚ブロック　C. 完全右脚ブロック

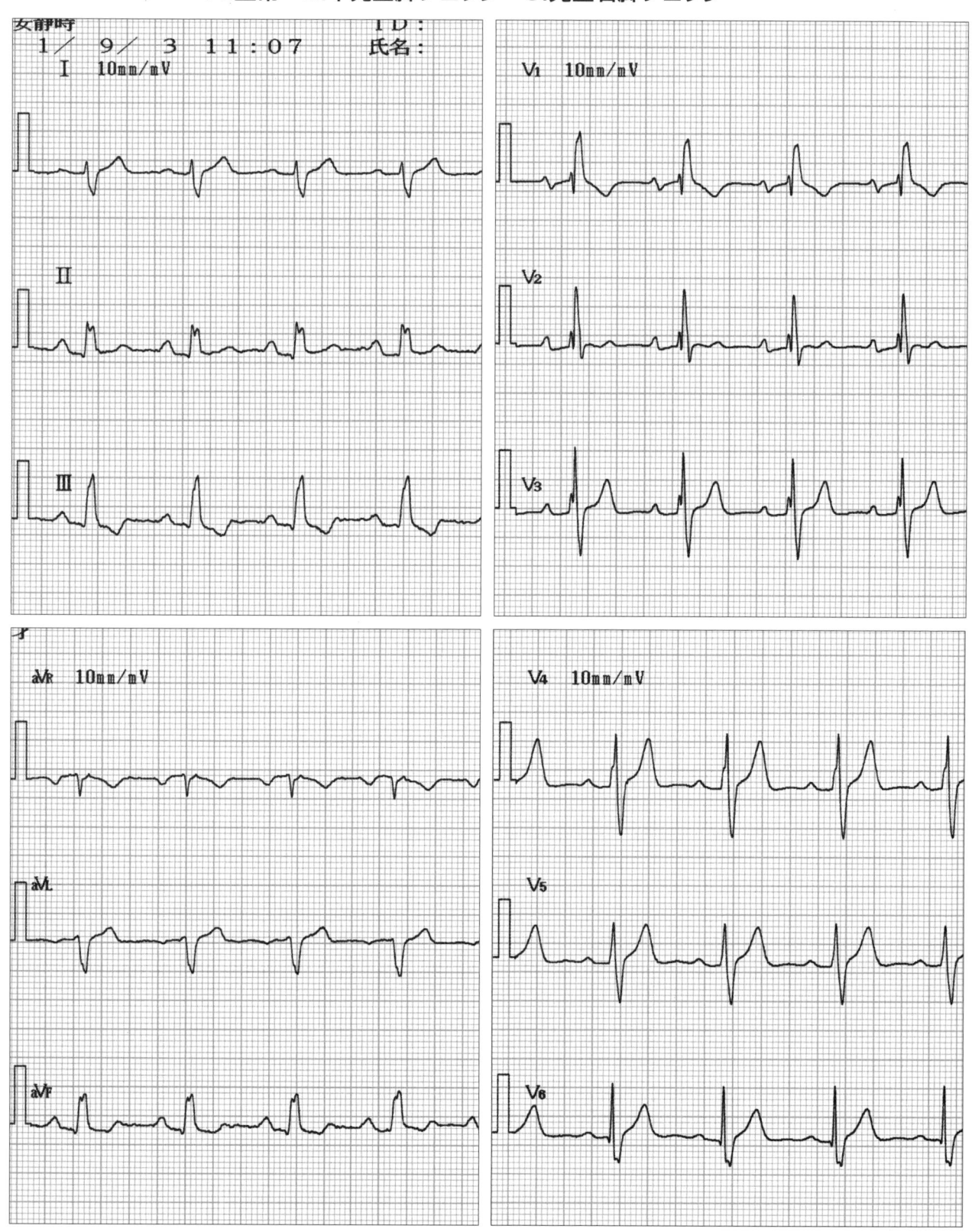

CASE-44
65歳の男性。学童期に心雑音を指摘された。

HOW

① 較正曲線：1mV = 10mm

② 心拍数：77回/分

③ リズム：整（P-P=R-R）

④ PR間隔：0.20秒

⑤ P波：第Ⅱ誘導で高さ2mm、幅0.10秒

⑥ QRS群：幅0.13秒（延長）、V_1〜V_2でrsR′型（右脚ブロック）

⑦ QT間隔：0.36秒

⑧ 平均電気軸：第Ⅰ誘導で−3mm、第Ⅲ誘導で+8mm → +112°（右軸偏位）

⑨ 胸部誘導におけるR波の増高：右脚ブロックのため、増高は見られない

⑩ 異常Q波：なし

⑪ ST部分：問題なし

⑫ T波：問題なし

⑬ U波：問題なし

WHY

この心電図は**右軸偏位**をとっており、V_1〜V_2で**rsR′型、またはM型**を示しています。まず、**右室肥大**があり、かつ**完全右脚ブロック**があると考えてよいと思います。クイズの答えは**C.**ですね。

V_1でrsR′型をとるということは、右室に拡張期負荷がかかることを意味します。この方は学童時期から心雑音を指摘されていました。先天性疾患のひとつである「**心房中隔欠損・二次孔開存**」と考えられます。

ここで、前のおさらいをしてみましょう。
QRS群の幅（時間）は、

① 正常＝**0.10秒以内**

② 不完全脚ブロック＝**0.10〜0.12秒**

③ 完全脚ブロック＝**0.12秒以上**

心室中隔欠損の心電図が正常な場合もあるのとは異なり、心房中隔欠損では必ず、QRS群に不完全脚ブロックの所見が表れてきます。心房中隔に欠損があるため、**左房から右房に絶えず血液が流れ込み、右室収縮時間が左室収縮時間より遅くなる**のです。
生まれつき、この状態が続き、年齢を重ねるにしたがって血行動態にも変化をきたしてくる結果、よりこの傾向が強くなります。ということは不完全右脚ブロックが完全右脚ブロックとなり、QRS群の幅もより延長するということです。

WHAT

長年、同じ患者さんを診察していますと、このような臨床的変化にしばしば気づきます。これは「**不完全右脚ブロック**」が現在では「**完全右脚ブロック**」になっているということです。

この方には何度か手術のお話をしましたが、拒否しておられます。確かに、65歳まで日常生活も普通にできる方に対して、何が何でも手術が必要だとはいえません。かえって手術をすることによって、その方のQOL（人生の充実度：quality of life）を下げかねないからです。

心房の
レートはよいが
心室の
右脚が遅れ
きざむ脈拍

■心電図診断：右室肥大+完全右脚ブロック

Q45 この心電図の診断は？

A.心房細動　B.洞頻脈　C.発作性心房頻拍

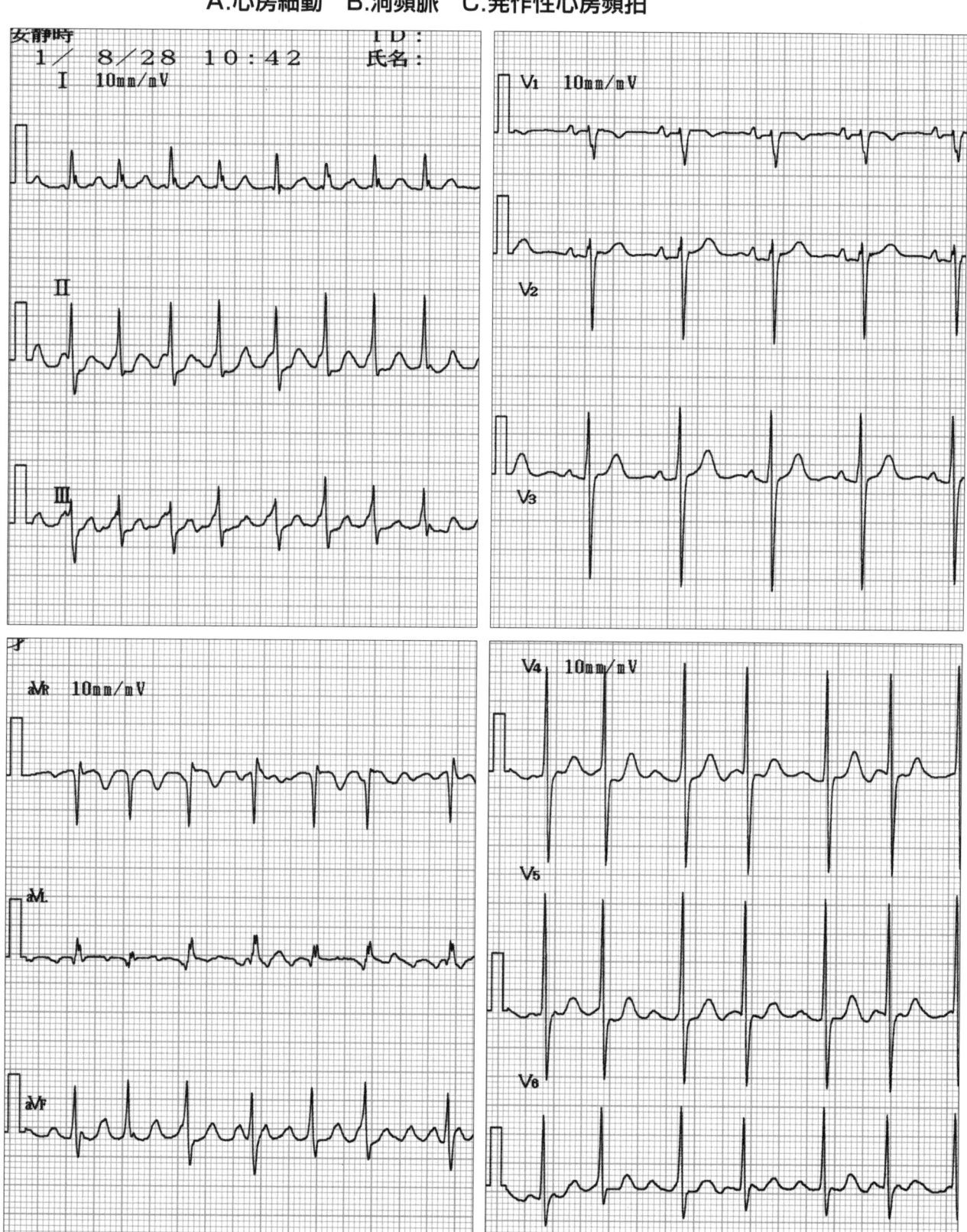

PAGE-104●続・やってみようよ! 心電図

CASE-45
69歳の女性。緊張したときに動悸がする。

HOW

①較正曲線：1mV = 10mm

②心拍数：104回/分（不整）

③リズム：不整（P-P=R-Rの部分と、まったく不整の部分がある）

④PR間隔：整の部分では0.14秒（不整部分では測れない）

⑤P波：四肢誘導では測れないが、V_1〜V_3で正常P波が見られる

⑥QRS群：0.09秒

⑦QT間隔：0.32秒

⑧平均電気軸：第Ⅰ誘導で+5mm、第Ⅲ誘導で0mm → +30°

⑨胸部誘導におけるR波の増高：問題なし

⑩異常Q波：見られない

⑪ST部分：問題なし

⑫T波：問題なし

⑬U波：見られない

WHY

この心電図は、非常に脈が速いことが一目でわかりますね。

第Ⅰ・Ⅱ・Ⅲ誘導、aV_R・aV_L・aV_Fと心電計が速く不規則なリズムを記録した後、いちばん**最後の心拍の前にP波**が見られます。

続いてV_1〜V_3が記録されると、これらの誘導では第1心拍から第5心拍まで正常洞リズムとなり、再び、第6心拍以降が不規則になっています。

よく見ると、**V_1の陽性の波は心房性のもので、2：1あるいは3：1伝導で心室に伝わっている**ことがわかります。これを**発作性心房（上室性）頻拍**と呼びます。クイズの答えは**C**。

この現象は、房室接合部での**リエントリー**によって起こります。刺激の伝導速度に違いがあるため、刺激が心室に伝わらず心房内で元のペースメーカーに戻り、もう一度心房を興奮させてしまうのです。

この方のように心房興奮が2：1、あるいは3：1の割合で心室に伝わっているのは、第Ⅱ度房室ブロックの場合と同様ですが、心房内でのレートが速いため、やや不規則となり、あたかも心房細動のように見受けられます。

WHAT

この方は、不整脈の発作が起こったとき、胸全体に何ともいえない不快感を覚えました。初めに診察された先生が狭心症の発作と考え、ニトログリセリンを処方されましたが、奏効しませんでした。

このケースは「**発作性心房（上室性）頻拍**」であり、**房室間の伝導時間を延ばすことが先決**です。カルシウム拮抗剤のワソラン錠40mgを2錠ずつ8時間ごとに服用していただいたところ、翌日にはすべて正常洞リズムに戻りました。

予後は良好ですが、発作が再発する可能性があるので、現在はβ-ブロッカーのテノーミン錠25mgを1回/日服用しています。

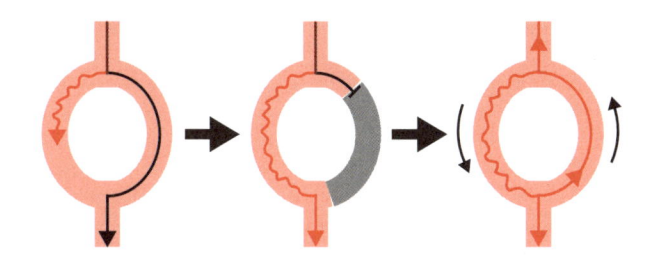

―― 速伝導路
―― 遅伝導路

■心電図診断：発作性心房頻拍

Q46 この心電図のQRS群の波形は？

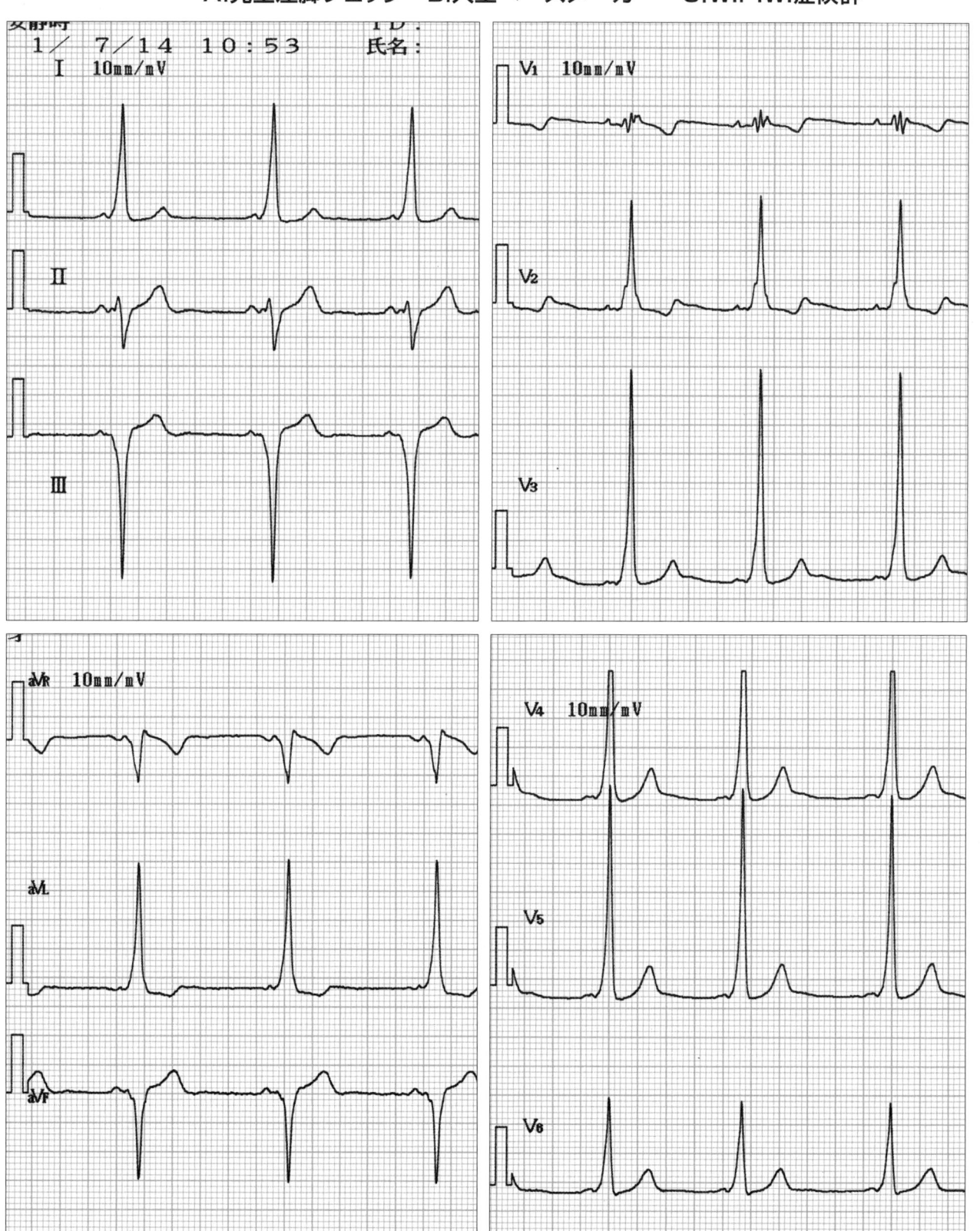

A. 完全左脚ブロック　B. 人工ペースメーカー　C. W.P.W.症候群

CASE-46
16歳の女性。テニスをすると息苦しくなる。

HOW

① **較正曲線**：1mV＝10mm
② **心拍数**：59回／分
③ **リズム**：整（P-P＝R-R）
④ **PR間隔**：0.08秒（第Ⅰ誘導）
⑤ **P波**：第Ⅱ誘導で高さ1mm、幅0.08秒
⑥ **QRS群**：幅0.14秒。すべての誘導でP波からR波がデルタ型となる
⑦ **QT間隔**：0.44秒
⑧ **平均電気軸**：第Ⅰ誘導で＋19mm、第Ⅲ誘導で－25mm→－41°（病的左軸偏位）
⑨ **胸部誘導におけるR波の増高**：極端な反時計軸回転のため、R波の増高は見られない
⑩ **異常Q波**：なし
⑪ **ST部分**：問題なし
⑫ **T波**：問題なし
⑬ **U波**：見られない

WHY

この心電図の特徴は、P波の終わった直後に**R波がデルタ型に立上っている**ことです。
デルタ型の波形は、典型的な房室間の短絡路によるもの。心房内の刺激が房室内の正常の刺激伝導路を通らず、心房から心室の間にあるケント束（Kent bundle）を通って、直接心筋に刺激が伝わるために起こる現象です。
Wolff, Parkinson and Whiteという3人の先生のお名前の頭文字をとって、**W.P.W.症候群**と名付けられました。もちろん、クイズの答えは**C.**ですね。
左房から左室内に存在するケント束をA型、右房から右室内に存在するケント束をB型と呼びます。このケースは**病的左軸偏位**（－30°を越えたもの）をとっていますから、右室側にあるケント束B型のW.P.W.症候群ということができます。

WHAT

このケースのように正常洞リズムを示している**安静時には、ほとんど症状は起こりません**。テニスのような激しい運動をする場合には、やはり呼吸困難を起こすことも多いのです。
普段は特に処方の必要もないのですが、**W.P.W.症候群の約30％に発作性頻拍**が起こり、一度でも発作を起こした方には、β-ブロッカーが必要なのです。
実は、1970年に私は、九州でポール.D.ホワイト先生（Dr. Paul D. White）の「W.P.W.症候群について」の講演の通訳をしたことがあります。ホワイト先生は手書きのスライドで講演されました。そのスライドの1枚に「W.P.W.症候群、B.C.1929に発見」というのがあり、「??」と思ったのですが会場は水を打ったように静かでした。「B.C.1929」の意味をうかがうと先生は「いや、私が心臓病学をやる前だよ」（It's before my cardiology）といわれました。これを通訳した途端に会場で大きな笑い声がわき起こりました。ホワイト先生との忘れ得ぬエピソードです。

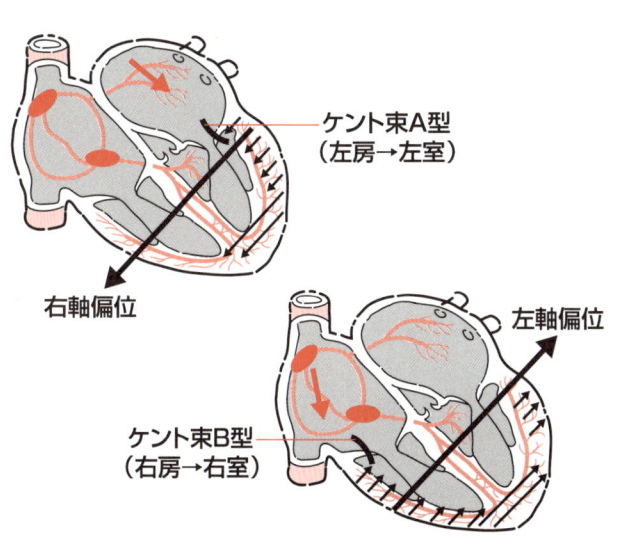

ケント束A型（左房→左室）
右軸偏位
ケント束B型（右房→右室）
左軸偏位

■**心電図診断**：W.P.W.症候群

Q47 この心電図のQRS群の波形は？

A. 完全左脚ブロック　B. 心房細動＋完全左脚ブロック　C. 心房細動＋W.P.W.症候群

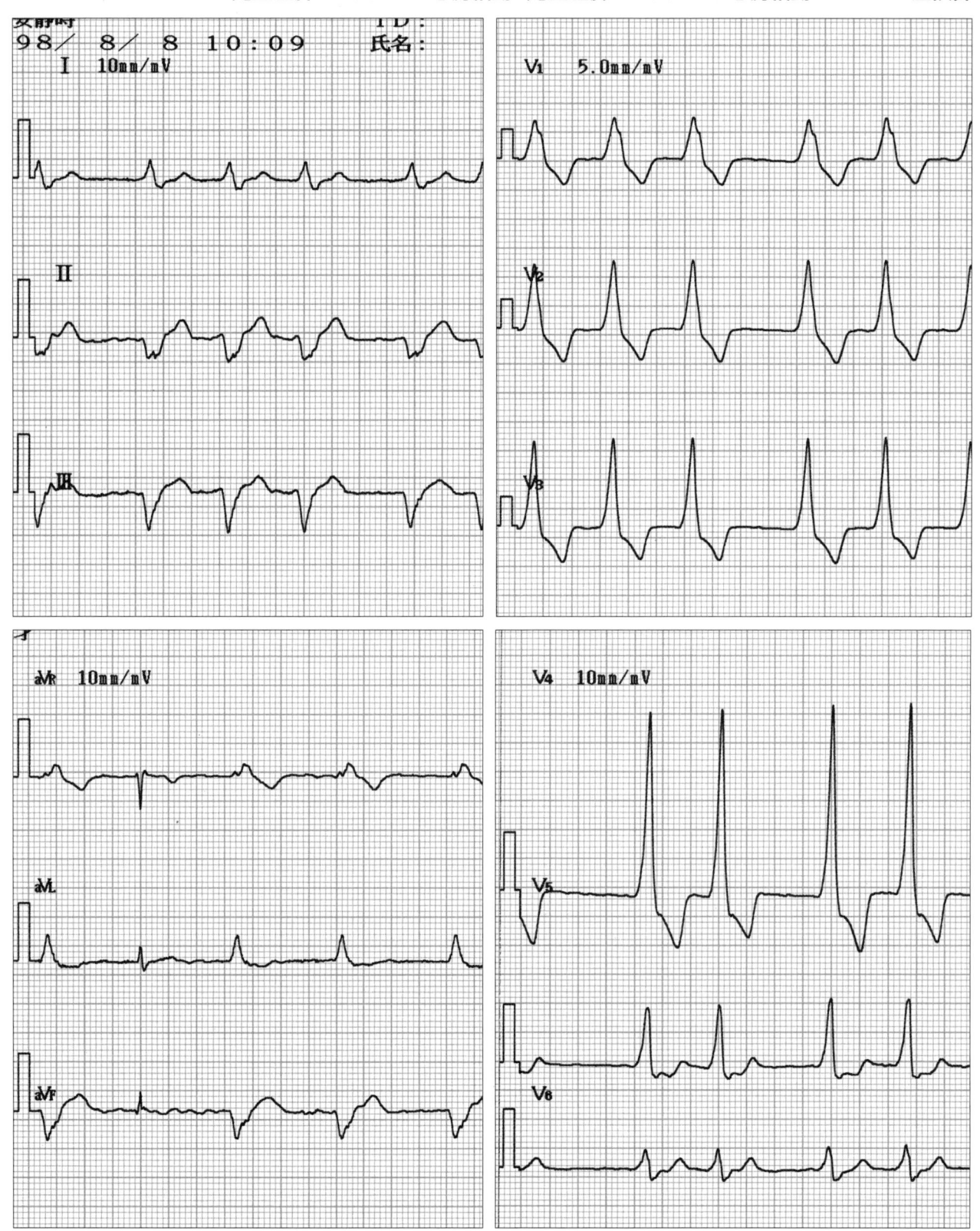

CASE-47
65歳の男性。急に胸内不快感を覚えた。

HOW

① 較正曲線：1mV＝10mm、V_1〜V_3では1mV＝5mm

② 心拍数：75〜100回/分

③ リズム：不整（絶対性不整脈）

④ PR間隔：測定不能

⑤ P波：なし（f波）

⑥ QRS群：幅0.10秒と延長、R波の高さ／第Ⅰ誘導で3mm、V_5で10mm、深さ／第Ⅱ誘導で4mm

⑦ QT間隔：0.30〜0.40秒

⑧ 平均電気軸：第Ⅰ誘導で＋1mm、第Ⅲ誘導で−6mm→−80°（病的左軸偏位）

⑨ 胸部誘導におけるR波の増高：V_4でもっとも高い

⑩ 異常Q波：なし

⑪ ST部分：第Ⅰ誘導、V_1〜V_6で下降（幅広いQRS群の二次的変化）

⑫ T波：V_1〜V_4で陰性（幅広いQRS群の二次的変化）

⑬ U波：見られない

WHY

この方の心電図を見て「おやっ」と思われませんか？どうやら前のCASE-46に、QRS群の波形が似ているようですね。

そうです、**W.P.W. 症候群**なのです。どうやら「柳の下にドジョウが2匹」のたとえが当てはまりそうですね。皆さんも臨床で、よく珍しいケースを同じ日にみたり、続けて経験することはありませんか？

しかし、このケースをよく見ると**基本リズムが不整（心拍数75〜100回/分）で、さらにP波が見当たらないため、慢性心房細動**があると考えられます。クイズの答えはC.ですね。

WHAT

この方を初めに診察したのは、61歳のときでした。その時点で十数年にわたって高血圧があり、W.P.W.症候群だけの心電図所見で、心房細動は見られませんでした。

仕事の関係で受診が不定期となっていましたが、4年間のうちに、ときどき胸部が圧迫されたようになってきたと訴えて来院されたときの心電図です。

直ちに淀川キリスト教病院に入院され、病状も緩解、退院されました。ところが、2か月後に受診されたときは全身状態も悪く、血圧80/50mmHgで橈骨動脈も触れず、直ちに再入院となりました。ショック状態から脱することなく、亡くなられました。

心房細動が起きると、不顕性W.P.W.症候群ではケント束が逆行性伝導であるため、**興奮が心室から心房に戻るリエントリー（re-entry）が起こり、頻拍発作を起こす**のです。

この場合、ジギタリス剤の使用は禁忌。β-ブロッカーの適用となります。

このケースも、忘れることのできないものとなりました。

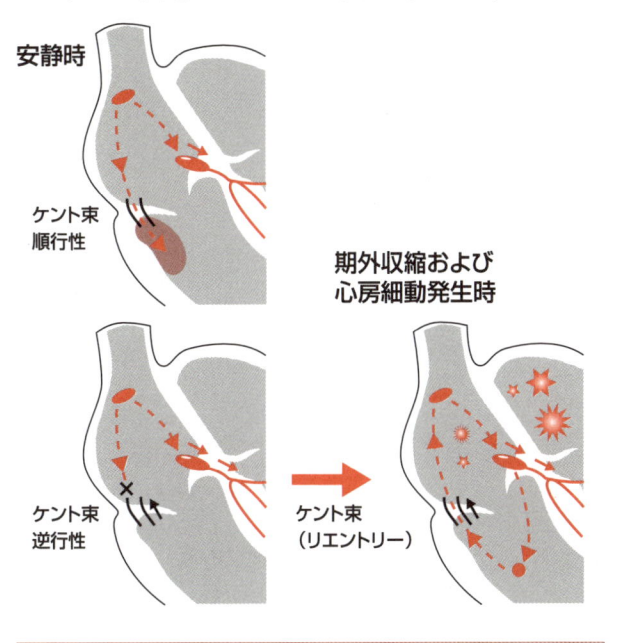

安静時
ケント束順行性

期外収縮および心房細動発生時

ケント束逆行性 → ケント束（リエントリー）

■**心電図診断**：心房細動＋W.P.W.症候群

Q48 この心電図のQRS群の振幅は？
A. 正常　B. 低電位差　C. 高電位差

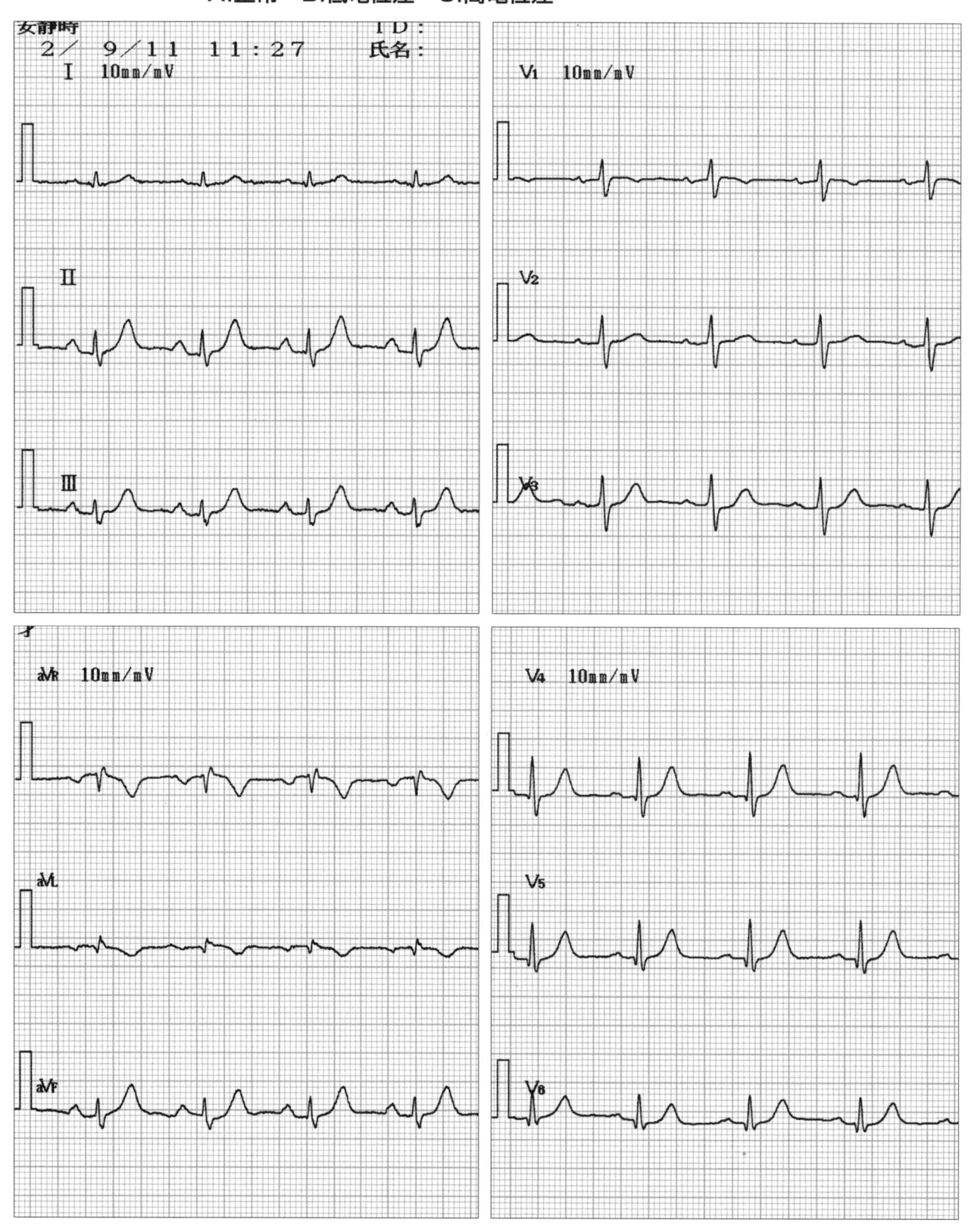

CASE-48
82歳の男性。高血圧があり、3年前から左胸部の異常感あり。

HOW
① 較正曲線：1mV = 10mm
② 心拍数：77回/分
③ リズム：整（P-P=R-R）
④ PR間隔：0.17秒
⑤ P波：第Ⅱ誘導で高さ2mm、幅0.10秒
⑥ QRS群：すべての誘導で低く、第Ⅱ誘導でのRS振幅は6mm
⑦ QT間隔：0.37秒
⑧ 平均電気軸：第Ⅰ誘導で+2mm、第Ⅲ誘導で0mm → +30°
⑨ 胸部誘導におけるR波の増高：問題なし
⑩ 異常Q波：なし
⑪ ST部分：問題なし
⑫ T波：正常
⑬ U波：見られない

WHY
このケースのQRS群の振幅は四肢誘導でも、胸部誘導でも低いですね。一般に、**低電位と考えられるのは第Ⅱ誘導でQRSの振幅が5mmのもの**をいいます。

このケースの場合、胸部誘導のV₁～V₆のRS波の振幅の総和を6で割り、その値が10mmを越えていませんから、間違いなく低電位差と診断できます。クイズの答えは、もちろんB.です。

この方は4年前より高血圧となり、3年前から左胸部の違和感を覚え、3度にわたり、国立循環器病センターに救急車で搬送されました。ところが、心電図にも異常が発見されず、血圧が190/100mmHgのため、ACE阻害剤を服用し、クリニックに受診されました。身長165cm、体重42kg。

WHAT
今まで喫煙歴はなく、飲酒もビール大ビン1本/日、程度とのことです。この心電図を見る限りでは、虚血性心疾患は否定的です。

問題は「低電位差」なのです。その原因には
① 肥満　② 心膜水腫　③ 肺気腫
④ 甲状腺機能低下　⑤ 粘液水腫　⑥ 栄養障害
⑦ 癌の末期（悪液質）

などが考えられますが、そのいずれも当てはまらないようです。

結論的には心臓疾患ではなく、血液化学検査の結果、「低蛋白血症」であることがわかりました。息子さんが医師であり、高血圧に対する食事療法を厳しくし、塩分を最小限にして、動物性蛋白質も極度に制限されたことが原因だったようです。

その後、1週間に2度は50～100g程度のビーフステーキを食べるように指示しました。2週間ほどで、非常に元気を回復されました。

老齢者の方に対する食事治療は、あまり行き過ぎるとかえってよくないという事実を証明してくれたケースでした。

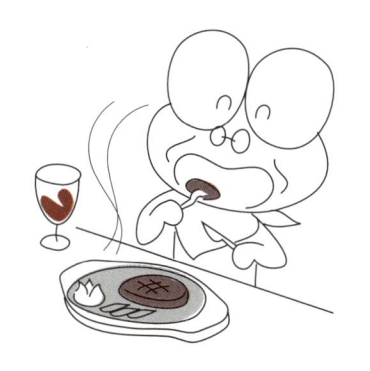

■心電図診断：低電位差

Q49 この心電図のP波は何でしょう？

A.正常　B.肺性心　C.左房拡大

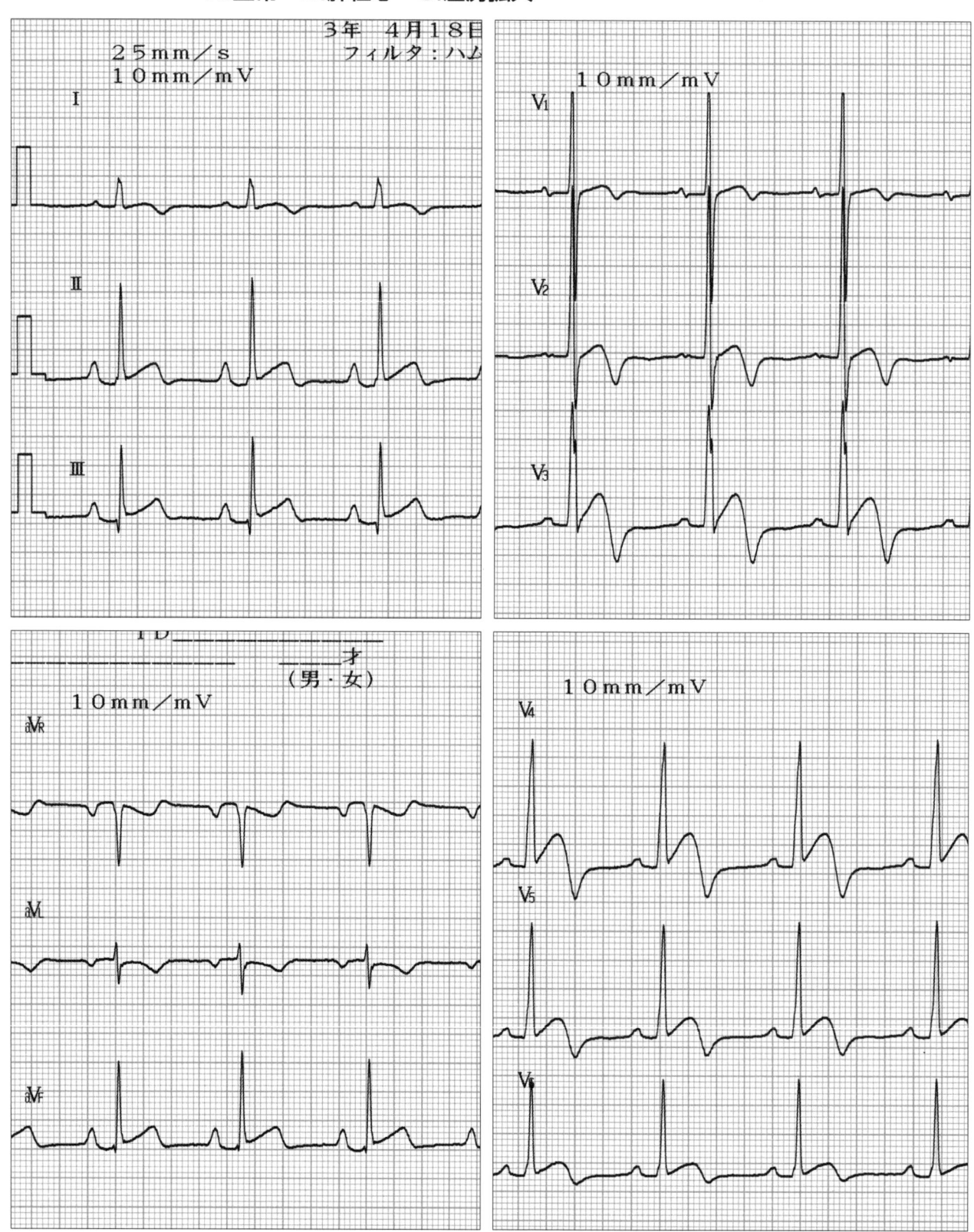

PAGE-112●続・やってみようよ！心電図

CASE-49
66歳の女性。25年前から易労感を訴えている。

HOW

① 較正曲線：1mV = 10mm

② 心拍数：63回/分

③ リズム：整（P-P=R-R）

④ PR間隔：0.20秒

⑤ P波：第Ⅱ誘導で高さ3mm（テント型）、幅0.10秒

⑥ QRS群：幅0.08秒、R波の高さ／第Ⅰ誘導で4mm、V_5で21mm

⑦ QT間隔：0.44秒（延長）

⑧ 平均電気軸：第Ⅰ誘導で+4mm、第Ⅲ誘導で+14mm → +78°

⑨ 胸部誘導におけるR波の増高：V_1でR/S比が1.0である

⑩ 異常Q波：なし

⑪ ST部分：第Ⅱ・Ⅲ誘導、aV_F、V_2〜V_6まで上昇

⑫ T波：上記の誘導で二相性（+−型）のT波

⑬ U波：問題はない

WHY

この方は、私が25年間にわたり診ているケースです。絶えず、易労感を訴えておられ、心電図もほとんど変わっていません。

この心電図で目につくのは、**第Ⅱ・Ⅲ誘導、aV_F、V_2〜V_6にかけての二相性のT波とST部分の上昇**でしょう。

初診の段階で聴診上、僧帽弁部位にⅣ音が聴かれ、心雑音はありませんでしたが、心エコー図で**心室中隔の肥厚（15mm）**が確認されました。

ときには坂道の途中で苦しくなり、うずくまったこともしばしばでしたが、最近特に全身の脱力感が著しくなってきました。

肺性疾患にかかったこともありませんが、第Ⅱ・Ⅲ誘導、aV_Fの**テント型をしたP波は慢性肺性心を疑わせます**（クイズの答えはB.）。

また、これらの四肢誘導とともにV_2〜V_6までの**ST部分の上昇は、明らかに心筋障害**を示しています。肥大型心筋症のため、心筋への血液の供給が悪いと考えられるのです。

WHAT

病歴から、長年にわたって「**肥大型心筋症**」のあることはおわかりいただけたと思います。最近では、大動脈弁下部狭窄のような左室流出路の閉塞を起こすタイプの心筋症ではなく、このようなタイプの心筋症もよく見かけます。

肥大型心筋症は先天的な原因で、ある年齢になると突然発症するといわれています。また、**拡張型心筋症は、ウイルス性心筋炎（Coxsackie-B-virus）によって起こり**、長期経過の中で徐々に心室拡張を起こすといわれます。

中国で発生した「**重症急性呼吸器症候群，SARS；Severe Acute Respiratory Syndrome**」もウイルス性の原因によって心肺機能が急激に低下し死亡に至ると考えてよいでしょう。

このケースは、比較的安静とカルシウム拮抗剤の処方を続けています。

> Ⅱ誘導
> P波は高く
> テント型
> 少し動けば
> 呼吸困難

■**心電図診断**：慢性肺性心＋広範囲心筋障害

Q50 この心電図のV₁〜V₂の波形は？

A.急性前壁心筋梗塞　B.完全右脚ブロック　C.ブルガダ症候群

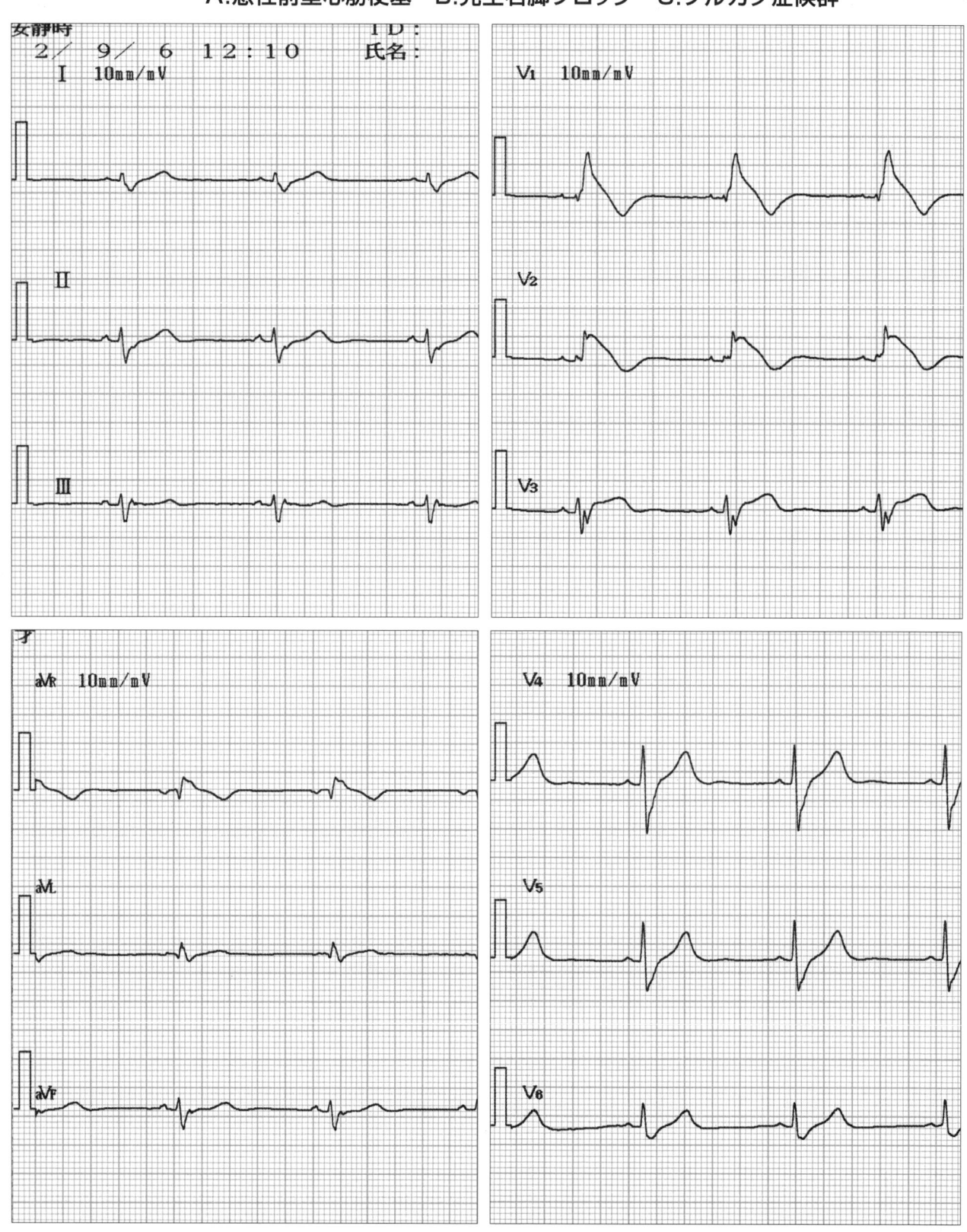

CASE-50
69歳の男性。一昨年、市民健診で心電図異常を指摘された。

HOW

① 較正曲線：1mV = 10mm
② 心拍数：55回/分
③ リズム：整（P-P＝R-R）
④ PR間隔：0.12秒
⑤ P波：第Ⅱ誘導で高さ1mm、幅0.06秒（短縮）
⑥ QRS群：幅0.16秒（延長）、完全右脚ブロック型である
⑦ QT間隔：0.40秒（延長）
⑧ 平均電気軸：第Ⅰ誘導で0mm、第Ⅲ誘導で−2mm →−90°
⑨ 胸部誘導におけるR波の増高：完全右脚ブロック型のため、判然としない
⑩ 異常Q波：なし
⑪ ST部分：V_1〜V_2の波形は"coved type"と呼ばれる
⑫ T波：上記の誘導で陰性化している
⑬ U波：見られない

WHY

皆さん、いよいよこのケースで最後になりますね。これは、今までに見たことがない波形ではありませんか？
CASE-27でも説明しましたが、**完全右脚ブロック型をとり、QRS群も延長。QT間隔も長く**、また、**V_1〜V_2のST-T波が"coved型"**をとっています。QT間隔が延長しているということは、心収縮能力の低下を意味します。

実は、この心電図の波形は「**ブルガダ型心電図**」と呼ばれます。私も今まで、3例のケースしか見たことがありませんでした（クイズの答えは**C.**）。
右側の胸部誘導、V_1〜V_2で完全右脚ブロックを示し、特徴的なST上昇を示し、ときには突発的に心室細動を起こします。 1992年になってからブルガダ（Brugada）という兄弟の先生が発見し、報告をしたのです。この心電図がその特徴をよく表しています。

WHAT

皆さん、今まで多くの完全右脚ブロックのケースを見てこられたと思いますが、このようなケースは残念ながら**日本や東南アジアで頻度が高い**のです。子供から中年にわたって起こる症候群で、しばしば睡眠中に**特発性心室細動を起こして死亡**することがあり、家族の中に突然死の病歴がある場合もあります。

現在、**日本では全人口の0.1〜0.2％にブルガダ症候群が発見される**といわれていますから、決して稀なものではないのです。**ふらつきや、目まいなどの非特異的症状があり、再発率も高い**といわれています。

今のところ、確定診断や治療法に関するガイドラインが示されていないのが現状です。

この方は現在、β-ブロッカーのテノーミン錠25mgを2回/日服用されてから、ふらつきなどの症状もとれ、臨床経過は順調です。重要な心電図所見ですので、CASE-27と比較していただきたいと思います。

coved 型

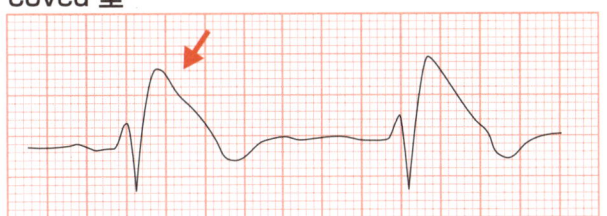

saddle back 型

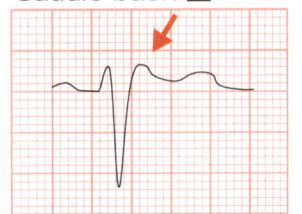

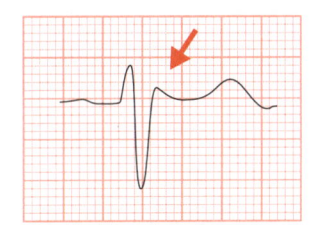

■**心電図診断**：ブルガダ症候群

セルフ・アセスメント

あなたの実力を試してみませんか？

SELF ASSESSMENT

PART[2] SELF ASSESSMENT

セルフ・アセスメントにトライする前に

皆さん、心臓が自働性を持っていることは、すでによくご存知のことと思います。ここでは、洞結節から始まる心臓の電気活動について、図を見ながら、もう一度ごいっしょに考えてみましょう。

心臓の活動電位と心電図との関係

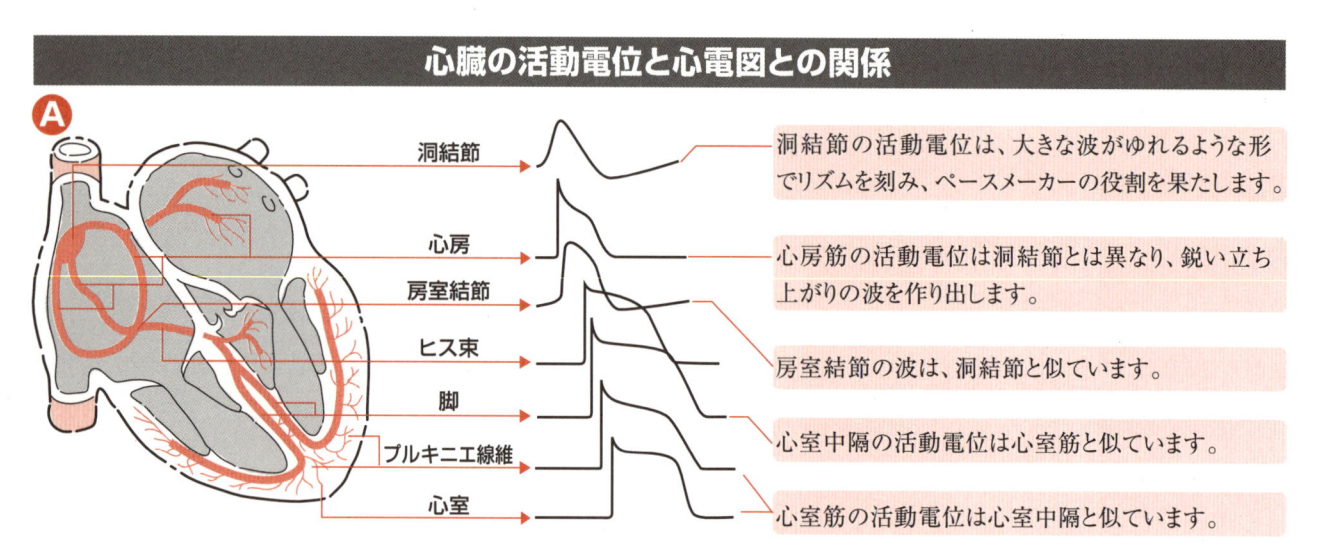

A

- 洞結節 — 洞結節の活動電位は、大きな波がゆれるような形でリズムを刻み、ペースメーカーの役割を果たします。
- 心房 — 心房筋の活動電位は洞結節とは異なり、鋭い立ち上がりの波を作り出します。
- 房室結節
- ヒス束 — 房室結節の波は、洞結節と似ています。
- 脚
- プルキニエ線維 — 心室中隔の活動電位は心室筋と似ています。
- 心室 — 心室筋の活動電位は心室中隔と似ています。

この図Aからわかるように、自働性のある洞結節と房室結節の活動電位の波形は心房筋や心室筋と異なり、鋭い立ち上がりはありません。では、図Bを見てください。心室筋細胞を1つ取り出して、その活動電位と心電図の関係を考えてみましょう。

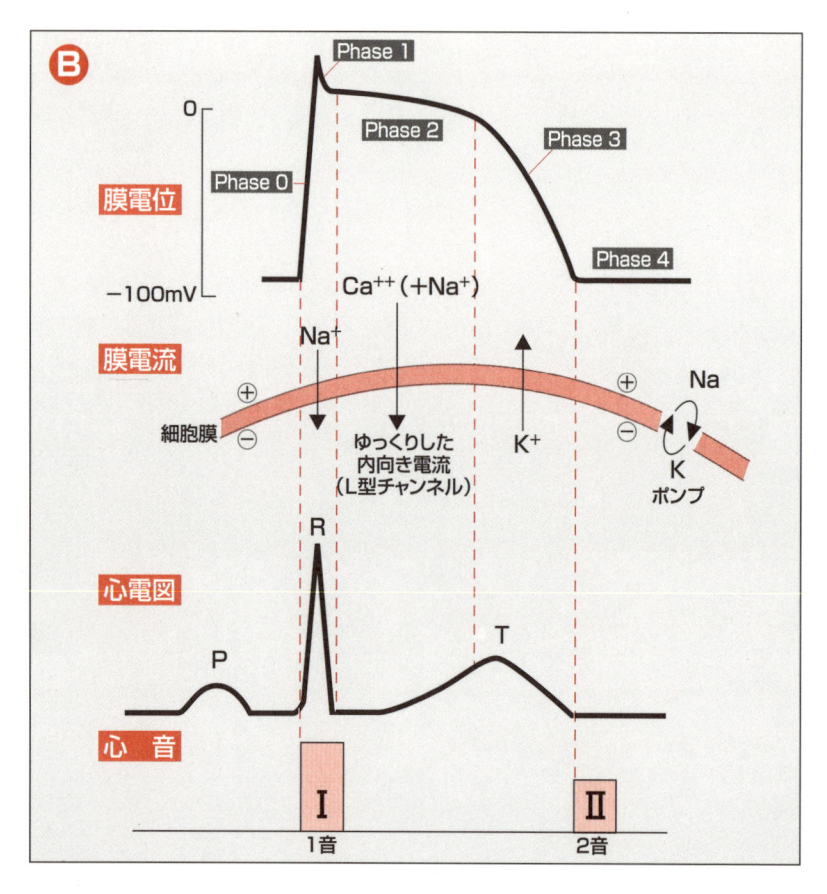

B

膜電位 / 膜電流 / 心電図 / 心音

Phase 0, Phase 1, Phase 2, Phase 3, Phase 4
$Ca^{++}(+Na^+)$, Na^+, K^+, Na, K ポンプ
ゆっくりした内向き電流（L型チャンネル）
P, R, T
I（1音）, II（2音）

1相
安静時にあった細胞が活性化すると、細胞膜に無数の小孔が開き（fast channel）、一気に細胞外から細胞内に Na^+ イオンが速く流れ込みます。これを1相（脱分極）と呼び、心電図のR波に一致します。

2相
続いて、ゆっくりと Ca^{++} イオンを通すL型カルシウムチャンネル（slow channel）が開き、Ca^{++} が流れ込んで心筋の収縮を促します。これを2相と呼びます。このL型チャンネルは細胞内深く入り込み、Ca^{++} の流入により心筋内のカルシウム貯蔵庫である筋小胞体からカルシウムを一気に放出させます。これにより心筋が収縮します。

3相
Ca^{++} イオンの流入と入れ替わりに、K^+ イオンが細胞外に流出していきます。この時期が3相（再分極）で、T波の後半部分に相当します。

4相
K^+ が細胞内へ入り、Na^+ が細胞外へ出る時期が4相です。この時期に、心筋を収縮させたカルシウムは再び筋小胞体にかえり、貯蔵されて次の収縮に備えるわけです。

セルフ・アセスメントにトライする前に

皆さん、乾電池の内側が（－）であることはご存知ですね。ここでは、なぜ細胞の安静時には、細胞の内側が陰性になっているのかについて考えてみましょう。

細胞膜内外のNa⁺・K⁺イオン濃度と活動電位の関係

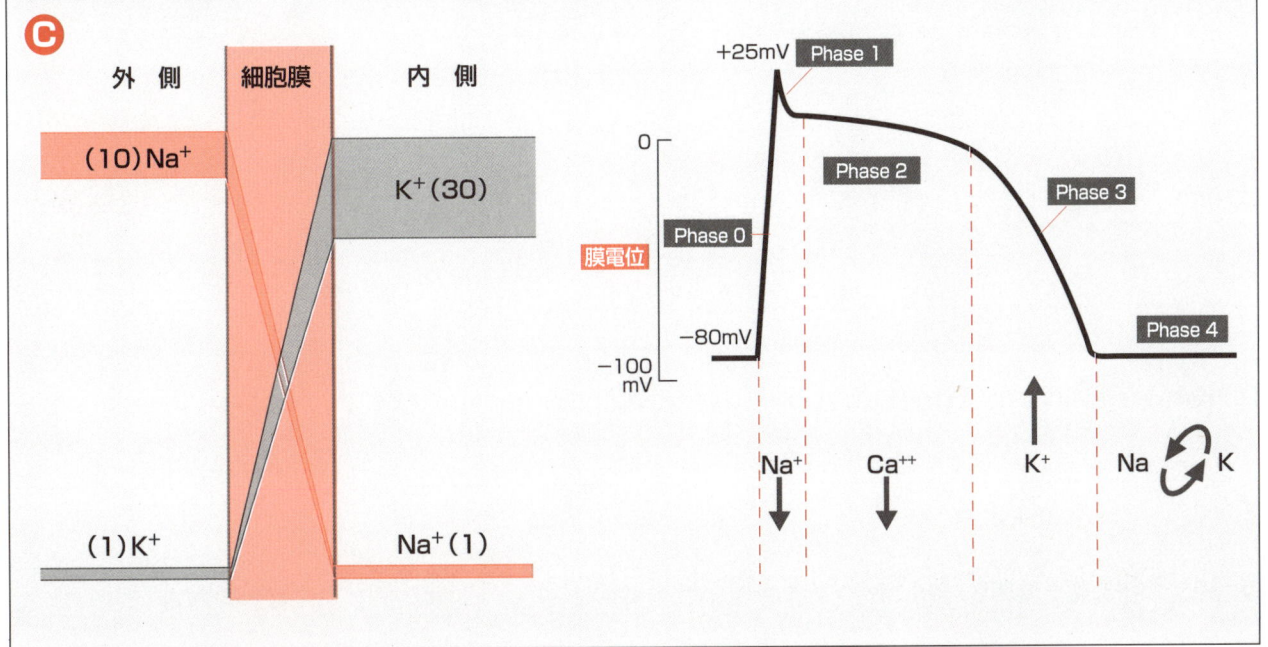

私たちの体液は、細胞外液と細胞内液から成り立っています。細胞膜の外側にはNa⁺イオンが、細胞の内側の10倍多く存在します。

また、細胞外液と細胞内液とを比べると、蛋白質の量がそれぞれ1:8と、細胞内のほうが高くなっています。そのため、浸透圧は細胞の内側のほうが高いのです。

●

一方、細胞内には、K⁺イオンが細胞外液に比べて30倍も多く存在しています。

これは、ちょうど、細胞膜にある回転ドアにドアマンがいるようなもの。細胞内から細胞外にNa⁺を2個送り出すと、K⁺を3個入れるように働きます。

同時に浸透圧も加わって、細胞内は（－）になり、－80mVの電位を保っているのです（図B）。

●

ここで心室筋が活性化し、細胞膜に無数の小孔（fast channel）が開くと、今度は、Na⁺の透過性が安静時の5000倍も高くなります。一気にNa⁺イオンが細胞の外側から内側に流入し、細胞内の電位は＋25mVへと急上昇します。この時期を1相（心電図上R波を描く）と呼びます。

1相で急速にNa⁺が流入した後、ゆっくりとCa⁺⁺がL型カルシウムチャンネルから流入してきます（slow channel）。これが2相、少し遅れてK⁺が流出するのが3相（2～3相がT波）です。

4相になると、細胞は再び安静時となり、細胞膜には回転ドアのような「Na・Kポンプ」が働いて、細胞膜を隔ててNa・Kイオンの出し入れを行います。内外のNa⁺・K⁺濃度を一定に保っているのです。

つまり、細胞の活動電位の主役はNa⁺とK⁺であり、Ca⁺⁺は心筋の収縮に大きな役割を果たしているということです。

●

細胞膜に刺激が加わると、細胞膜内外のNa⁺・K⁺イオン濃度が変化して活動電位が発生するというメカニズム、さらに、その電位の変化が心電図にどう影響するのかがおわかりいただけたでしょうか？

では、皆さん。今までの知識を整理するために、セルフ・アセスメントにトライしてみてください。

セルフ・アセスメント①

下線部にあてはまる適当な言葉を記入してください。

Q. 001　心電図とは心臓の＿＿＿＿＿＿＿＿活動を記録したものをいいます。

Q. 002　心音図とは心臓の＿＿＿＿＿＿＿＿活動を記録したものをいいます。

Q. 003　心電図も心音図もともに心臓の＿＿＿＿＿＿＿＿変化を表すものですが、疾患によって両者は必ずしも＿＿＿＿＿＿＿＿。

Q. 004　心電図は心筋細胞が電気的に興奮（脱分極）したり、＿＿＿＿＿＿＿＿（＿＿＿＿＿＿＿＿）する時に生じる微少電位（0.5〜4.0 mV）の変化を＿＿＿＿＿＿＿＿で記録したものです。

Q. 005　心電図を発明したのはオランダの物理学者＿＿＿＿＿＿＿＿で20世紀の初頭のことでした。

Q. 006　心臓の長軸は水平面に対して約＿＿＿＿°の角度で傾いています。

Q. 007　心臓を側面から見た場合も約＿＿＿＿°の角度で傾いています。

Q. 008　前胸部に一番近い心臓の部位は＿＿＿＿＿＿＿＿です。

Q. 009　胸骨右縁で第4肋間は＿＿＿＿＿＿＿＿の中心部の位置に相当しますが、これはまた心電図の胸部誘導＿＿＿＿電極のおかれる位置です。

Q. 010　右心房の後方に＿＿＿＿＿＿＿＿があるため、心房の変化を見るには、＿＿＿＿と＿＿＿＿で観察するのが最適です。

Q.011　心臓の細胞は安静時には、外側が＋(プラス)、内側が_____(_____)に荷電されています。

Q.012　細胞の内側にはカリウムイオンとクロールイオンが細胞外液の約_____倍の濃度で保持されており、一方、ナトリウムイオンとクロールイオンは、細胞内液の約_____倍の濃度のものが細胞外液に含まれています。安静時には細胞内のクロールイオン(−)が細胞外の約_____倍の濃度があるため、細胞内はより_____(−80mV)となっています。

Q.013　心筋細胞に刺激が加わると、細胞膜の_____が高まり、急速に細胞外から_____が細胞内に流入します。

Q.014　この時期を心筋細胞の_____相あるいは、脱分極相と呼びます。

Q.015　0相とは細胞の静止状態が一気に_____に入る前の状態で、1相では心筋は_____に荷電し、+25mVとなります。

Q.016　間もなくナトリウムイオンの_____が止まり、細胞内電位はほぼ_____mVに戻ります。この時期を1相と呼び、心電図では、_____波が記録されます。

Q.017　やがて、細胞外から_____へカルシウムイオンが緩やかに流入してくる時期を____相と呼びます。カルシウムと入れ替りに_____イオンが_____から細胞外へ流出します。

Q.018　このカリウムイオンが_____から細胞外へと流出していく時期が____相と呼ばれ、心電図では_____波の後方部分が描かれます。

Q. 019 細胞外に出たカリウムイオンと_____に入った_____は細胞膜にある「ポンプ」を通してお互いにイオンを交換しあい、また_____イオンも、「ポンプ」などを通って細胞外に出て静止状態となります。
この時期が_____相と呼ばれ心電図では_____を描きます。

Q. 020 心臓の自働性は右心房の上方にある_____に始まります。

Q. 021 洞結節から出る刺激は成人では1分間に_____〜_____です。

Q. 022 心臓の中には自働性のある組織と_____のない組織があり、自働性の組織全体を総称して_____と呼んでいます。

Q. 023 心臓の刺激伝導系は次のとおりです。
①洞結節　②_____　③房室結節　④_____　⑤左脚後枝
⑥_____と_____　⑦プルキニエ線維　⑧_____

Q. 024 洞結節から_____までの刺激の伝達が心電図上_____（_____）間隔に相当し、その時間は0.12〜0.20秒です。

Q. 025 PR間隔の内に_____の脱分極が含まれ、その時間は_____〜_____秒です。

Q. 026 心房の脱分極は____波と呼ばれていますが、これは_____と左心房の両方の脱分極の波を表したものです。

Q. 027 P波の終わりからQ波（またはR波）の始まりまでの時間を_____部分と呼びますが、これは房室結節から_____までの刺激伝導時間を表しています。

Q. 028 PQ部分の短縮が見られるということは刺激伝導系に_____のあることを意味します。

Q.029　短絡路のある心電図異常としてよく知られたものに＿＿＿＿＿＿症候群があります。

Q.030　Q波は＿＿＿＿＿＿の脱分極を表し、その幅は0.04秒を超えることはなく、またR波の＿＿／＿＿を超えた場合は異常Q波として＿＿＿＿＿＿を疑います。

Q.031　RS波は＿＿＿＿＿の脱分極を表し、四肢誘導ではその波高は5mm以上です。

Q.032　QRS群（波）は＿＿＿＿＿＿の脱分極を表し、その幅は0.06〜0.10秒です。

Q.033　QRS群の幅（時間）が延長することは、心室内に①＿＿＿＿＿＿　②脚ブロックのあることを意味します。

Q.034　ST部分は原則的には＿＿＿＿と同じ高さにありますが、この部分の上昇または下降が＿＿＿＿＿＿の診断に重要になります。

Q.035　T波は心室の＿＿＿＿＿＿を表していますが、前＿＿／＿＿が上昇、後＿＿／＿＿が下降した形をとっています。

Q.036　T波はP波と同様、＿＿＿＿＿＿と左心室の再分極の波で構成されており、その高さはR波の＿＿＿＿＿＿〜＿＿＿＿＿＿までが正常です。

Q.037　Q波（またはR波）の始まりからT波の終わりまでを＿＿＿＿間隔と呼び、その時間は0.32〜0.40秒が正常です。

Q.038　QT間隔の短縮は心室筋の＿＿＿＿＿＿が短いことを意味し、また心筋の収縮力が＿＿＿＿＿＿ことを意味します。

Q.039　QT間隔の延長は＿＿＿＿＿＿＿＿が弱いことを意味します。

セルフ・アセスメント②

下線部にあてはまる適当な言葉を記入してください。

Q. 040 心電図は、心臓の＿＿＿＿＿＿＿＿＿活動を表したものであり、心電図をとるだけではすべての心臓病の診断は＿＿＿＿＿＿＿＿＿。心電図が心臓病の診断に役立つのは次の10項目です。

① ＿＿＿＿＿＿の診断
② 左右の心房および心室の肥大の診断
③ ＿＿＿＿＿＿＿＿＿の診断
④ 慢性肺性疾患の診断
⑤ 甲状腺機能の＿＿＿＿＿＿および低下

⑥ 心膜炎の診断
⑦ ＿＿＿＿＿＿＿＿＿（代謝性疾患や電解質障害）
⑧ 先天性心疾患の診断
⑨ ＿＿＿＿＿＿の心臓に及ぼす影響
⑩ 心臓病の総合診断

Q. 041 心電図の標準誘導とはⅠ、＿＿＿＿、＿＿＿＿誘導とaV_R、＿＿＿＿、＿＿＿＿を四肢誘導と呼び、胸部誘導のV₁〜＿＿＿＿までの＿＿＿＿誘導を加えた12誘導をいいます。

Q. 042 胸部誘導を臨床に導入したのは＿＿＿＿＿＿＿＿＿＿先生で、1930年代のことです。

Q. 043 四肢誘導の電極は次のとおりおきます。

第Ⅰ誘導＝右手－＿＿＿＿　　　第Ⅱ誘導＝右手－＿＿＿＿　　　第Ⅲ誘導＝左手－＿＿＿＿

aV_R＝（左手＋左足）－＿＿＿＿　　aV_L＝（右手＋左足）－＿＿＿＿　　aV_F＝（右手＋左手）－＿＿＿＿

Q. 044 ウィルソン先生の胸部誘導の考えに基づき、さらに増幅させたものがaV_R、＿＿＿＿、＿＿＿＿でゴールドバーガー先生（E. Goldberger）によって紹介されました。

Q. 045 aV_Rとは "augumented vector right" の略であり、「増幅された右手ベクトル」という意味です。

aV_Lとは「＿＿＿＿＿＿＿＿＿＿＿＿＿＿＿＿」、

aV_Fとは「＿＿＿＿＿＿＿＿＿＿＿＿＿＿＿＿＿＿＿」、ということになります。

Q. 046　心臓の電気的中心というのは第____肋間の胸骨中線上から下_____～_____cmのところにあります。

Q. 047　電極をおくということは、その場所に自分の眼をおいて、心臓から発生する電気の流れを見るということです。ですから心電図上、そのおかれた電極に向かって針が振れるということは_____（_____）、反対は-（マイナス）です。

Q. 048　四肢誘導は心臓を_____方向で見ているため、検者に向かって平面上の電気的変化を示すことになります。

Q. 049　胸部誘導は心臓を_____方向で見ているため、心臓を水平面で輪切りにしたような状態での電気的変化を見ることになります。

Q. 050　心電図をとる際の注意点は次のとおりです。
　　　　①心電計のスイッチを入れる前に必ず器械を_____と接続する。
　　　　②右手（_____）、左手（_____）、左足（_____）、右足（黒）のコードを電極につける。
　　　　③電極の皮膚への接触は_____密着させること。
　　　　④患者さんをリラックスさせ、室温も_____を保ち、_____が現れないようにする。
　　　　⑤心電図をとる前に必ず_____を入れて、標準を決める。
　　　　⑥心電計によらず、電気器械はスイッチを入れてから____分間は待つこと。
　　　　⑦胸部誘導は_____正しい位置に電極をおくこと。
　　　　⑧四肢の一部が切断されている患者には、切断された四肢の_____の部分に胸部誘導に用いる_____電極をおき記録すること。
　　　　⑨心電図検査終了後にまず脱着するのは_____である。
　　　　⑩検査終了後、必ず_____を消すことを忘れないこと。

Q. 051　胸部誘導の位置は次のとおりです。
　　　　V_1：第4肋間　胸骨右縁　　　V_2：第___肋間　胸骨___縁　　　V_3：V_2とV_4の中間
　　　　V_4：第___肋間　鎖骨___線　　　V_5：V_4と同じ高さで前腋窩線　　　V_6：V_4と同じ高さで___腋窩線

Q. 052　不整脈というのは、心房調律（atrial rhythm）、あるいは＿＿＿＿＿＿（＿＿＿＿＿＿＿＿＿＿＿＿＿）のいずれかに異常の起こったものをいいます。

Q. 053　心房調律の異常とは、＿＿＿＿＿＿（＿＿＿＿＿＿＿＿＿＿＿＿）に起因する心拍数の異常のほか、心房内伝導における種々の＿＿＿＿＿＿＿（conduction disturbance）をいいます。

Q. 054　心拍数が60（高齢者では50）回／分以下のものを＿＿＿＿＿＿（sinus bradycardia）と呼び、その原因は①動脈硬化性心疾患、②＿＿＿＿＿＿＿＿＿、③ジギタリス効果や④βブロッカーなどの薬剤の影響によります。

Q. 055　心拍数が100回／分以上のものを＿＿＿＿＿＿（sinus tachycardia）と呼び、その原因は①＿＿＿＿＿＿＿＿＿、②発熱、③＿＿＿＿＿、④甲状腺機能亢進、⑤＿＿＿＿＿、⑥薬剤（アトロピン、イソプロテノロール、プロバンサインなど）の影響によります。

Q. 056　不整脈発生のメカニズムは、次のいずれかに異常の生じたときに見られます。
　①洞結節からの興奮刺激の発生
　②＿＿＿＿＿＿＿＿＿＿＿
　③心筋の興奮性
　④＿＿＿＿＿＿＿＿＿＿＿

Q. 057　不整脈を心電図上発見するためには次の点に注意しましょう。
　①＿＿＿波を探す（look for P wave）
　②QRS群を見る（look at QRS complex）
　③＿＿＿＿＿＿リズムは？（nodal rhythm?）

Q. 058　心房調律は＿＿＿＿＿間隔により、心室調律は＿＿＿＿＿間隔によって判定されます。

Q. 059　心房調律の異常を理解するためには、まず＿＿＿＿波の異常を知ることが先決です。

Q. 060　P波の異常を調べるのに一番よい誘導は、第_____誘導と_____誘導です。

Q. 061　V₁誘導がP波の異常を見るのに最適である理由は、電極のおかれた直下に_____があり、その反対側に_____が位置しているからです。

Q. 062　P波の成分は_____成分と_____成分から成り立っています。

Q. 063　P波の幅は_____〜_____秒で、高さはその誘導でも_____mm以内です。

Q. 064　種々の形をしたP波はそれぞれ臨床的に_____。

Q. 065　P波の幅と高さに変化を起こす原因は_____と左房拡大によります。

Q. 066　右房拡大はP波の幅には変化は見られませんが_____が高くなります。

Q. 067　右房拡大を起こす原因の代表的なものは子供では①_____、成人では②慢性肺性心です。

Q. 068　右房拡大によるP波の変化は経時的に_____。

Q. 069　左房拡大を起こす原因の代表的なものは成人に見られる①_____、②僧帽弁閉鎖不全です。

Q. 070　二峰性P波は①_____、②高血圧性心疾患の際に見られますが、これは左房の脱分極が遅れるためです。

Q. 071　陰性P波が第Ⅱ、Ⅲ、aV_F誘導に見られる場合は_____に刺激の発生源があるためです。

Q. 072　P波がある時は陽性、ある時は陰性を示す場合は_____と考えられます。

Q. 073　どの誘導においてもP波が見られない場合は＿＿＿＿＿＿が考えられます。

Q. 074　P波の代わりに鋸歯状の波が見られ規則性を保っている場合は＿＿＿＿＿＿が考えられます。

Q. 075　PR間隔とはヒス束心電図上のAH（atrium-His' bundle）時間と＿＿＿＿時間に相当します。

Q. 076　PR間隔の延長が見られた場合は第＿＿＿度の房室ブロックであり、その原因は①急性心筋炎、②＿＿＿＿＿＿、③動脈硬化性心疾患、④＿＿＿＿＿＿、⑤高カリウム血症などが考えられます。

Q. 077　①PR間隔が徐々に延長したり、また②QRS群が突然欠落する場合は第＿＿度房室ブロックであり、①を＿＿＿＿＿＿型のブロック（MobitzⅠ型）、②をMobitzⅡ型と呼びます。原因は第Ⅰ度房室ブロックと同じです。

Q. 078　P-P間隔とR-R間隔がまったく独立した伝導を示す場合は第＿＿度房室ブロックであり、原因として第Ⅰ、第Ⅱ度のほか、①＿＿＿＿＿＿、②外科手術、③外傷、④梅毒、⑤＿＿＿＿＿＿のものがあります。

Q. 079　P波の発生が早期に起こるものは＿＿＿＿＿＿といわれますが、予後は良好です。しかし、老人の患者の場合＿＿＿＿＿＿に移行することがあります。

Q. 080　一般に心房性の調律異常（不整脈）は臨床的に＿＿＿＿＿＿の必要はありません。

セルフ・アセスメント③

下線部にあてはまる適当な言葉を記入してください。

Q. 081 房室結節には正常の場合、＿＿＿＿＿＿はありませんが、心房リズムのスピードを遅くさせるのに役立っています。

Q. 082 房室結節を出た刺激は＿＿＿＿＿＿にある第2の刺激中枢（変電所）で加速され、心房内のスピードの約＿＿倍のスピードで心室内に伝わります。

Q. 083 心房内にも、また房室結節、ヒス束などの＿＿＿＿＿＿＿＿（結合部）に刺激伝導の早く伝わる神経線維（左）と、遅い線維（右）があり、その伝導のスピードの差が生じたときに＿＿＿＿＿＿が起こります。

Q. 084 いったん心室に伝わった刺激が、ヒス束や房室結節を通って心房内に伝わる現象を＿＿＿＿＿＿（＿＿＿＿＿＿）といいます。

Q. 085 ほとんどすべての＿＿＿＿＿＿＿は、re-entry で説明できます。

Q. 086 房室接合部から出る頻拍は、一般に＿＿＿＿＿＿があり、P波は＿＿＿＿＿＿の後に来ることが多いようです。

Q. 087 脚ブロックとは、①＿＿＿＿＿＿＿と②左脚ブロックをいいます。

Q. 088 左脚ブロックは、右脚ブロックと比べて臨床的に予後が＿＿＿＿＿、また左脚ブロックは①完全左脚ブロックと②前枝ブロック（anterior hemi-block）と③＿＿＿＿＿＿＿（＿＿＿＿＿＿＿）に分けられます。

Q. 089 臨床的には＿＿＿＿＿＿＿＿が多く、後枝ブロックを見ることは少ないようです。

Q. 090 中高年者に見られる左脚ブロックの原因は＿＿＿＿＿＿＿＿＿によることがほとんどです。

Q. 091 右脚ブロックの原因は一般に高血圧によって起こることが多く、①＿＿＿＿＿＿＿＿＿＿＿＿、②開胸心手術後によっても起こりますが、一般に予後は＿＿＿＿＿と従来は考えられていました。しかし、最近では高血圧によって完全右脚ブロックが発症することが分かり、必ずしも予後は良好と考えられません。

Q. 092 不完全右脚ブロックは＿＿＿＿＿＿＿＿＿＿＿＿に見られることが多いですが、これは右心室の＿＿＿＿＿＿＿負荷の増大によるものと考えられます。

Q. 093 心室期外収縮は＿＿＿＿＿＿＿においても起こるもので、必ずしも緊急治療を＿＿＿＿＿＿＿＿＿。

Q. 094 一般に心室期外収縮は＿＿＿＿＿＿＿のものを、自覚症状では突然の＿＿＿＿＿として感じます。

Q. 095 治療を必要とする心室期外収縮は次のとおりです。
① 1分間に＿＿＿～＿＿＿回以上のもので自覚症状のあるもの
② 多源性心室期外収縮
③ ＿＿＿＿＿＿＿＿＿＿型
④ ショート・ラン型
⑤ ＿＿＿＿＿＿＿＿心疾患に伴うもの

Q. 096 心室肥大には ①左室肥大と ②＿＿＿＿＿＿＿＿＿＿＿＿＿＿がありますが、臨床的には＿＿＿＿＿＿＿＿＿＿がよく見られます。

Q. 097 左室肥大を起こす疾患としては、臨床的に①高血圧性心疾患、②＿＿＿＿＿＿＿＿＿＿＿、③大動脈弁閉鎖不全、④＿＿＿＿＿＿＿＿＿、⑤大動脈弁狭窄、⑥＿＿＿＿＿＿＿＿＿などがあげられます。

Q. 098 右室肥大を起こす疾患としては、先天性心疾患が多く、①心房中隔欠損、②＿＿＿＿＿＿＿＿＿＿＿＿、③肺動脈狭窄、④＿＿＿＿＿＿＿＿＿があげられますが、後天性心疾患として、⑤原発性肺高血圧、⑥＿＿＿＿＿＿＿＿＿、⑦慢性肺性心があげられます。

Q. 099　左室肥大の心電図診断として、一番よく使われているものに＿＿＿＿＿＿＿＿＿＿の基準があります。それは、

　　　　①V₅～V₆のR波が＿＿＿mmを超える

　　　　②V₅～V₆のR波とV₁のS波の和が＿＿＿mmを超える（V₁～V₃のS波が26mmを超える場合もある）

　　　　③第Ⅰ誘導のR波が＿＿＿mmを超える

　　　　④aV_LのR波が＿＿＿mmを超える

Q. 100　左室肥大は収縮期負荷と＿＿＿＿＿＿＿＿によって起こりますが、収縮期負荷ではST部分の下降とT波の陰性化が起こります。

Q. 101　収縮期負荷（圧力負荷＝流出負荷）の代表的疾患は＿＿＿＿＿＿＿＿＿＿です。

　　　　拡張期負荷（容積負荷＝流入負荷）では、ST部分の＿＿＿＿＿＿とT波の＿＿＿＿＿＿が起こりますが、その代表的疾患は＿＿＿＿＿＿＿＿＿＿です。

Q. 102　心臓の軸には①前後軸、②＿＿＿＿＿＿と③長軸の3つのものがあります。

Q. 103　一般に心臓の電気軸とは、＿＿＿＿＿＿で見たときの心臓の振れをいいます。

Q. 104　電気軸の正常範囲とは＿＿＿°～＿＿＿°までをいいます。

Q. 105　0°より（－）方向を＿＿＿＿＿＿と呼び、90°より（＋）方向を＿＿＿＿＿＿と呼びます。

Q. 106　病的左軸偏位とは、－＿＿＿°以上をいい、その原因としては①心内ブロック、②＿＿＿＿＿＿や③心室期外収縮の高度のものや④短絡路が存在する場合などがあげられます。

Q. 107　病的右軸偏位とは＋＿＿＿°以上をいい、その原因としては①先天性心疾患や②＿＿＿＿＿＿があげられます。

Q.108 W.P.W. 症候群で病的軸偏位が現れるのは、＿＿＿＿＿＿＿＿＿＿が存在するためです。

Q.109 9歳の男子の小学生が学校検診で脈の異常を指摘されましたが、自覚症状はまったくありません。どんな不整脈が考えられるでしょうか？

＿＿＿＿＿＿＿＿＿＿

Q.110 21歳のナースが、ある日食後急に胸がドキンと感じました。今までに心疾患はありません。どんな不整脈が考えられるでしょうか？

＿＿＿＿＿＿＿＿＿＿

Q.111 28歳の妊婦が急に動悸を訴えて受診しました。どんな不整脈が考えられますか？

＿＿＿＿＿＿＿＿＿＿

Q.112 30歳の会社員ですが、5年前から発汗が著明となり、食欲はあるのですが体重が減少してきました。ある日、急に脈が乱れたことに気づきましたが、どんな不整脈が考えられるでしょうか？
そして、その病気はいったい何でしょうか？

＿＿＿＿＿＿＿＿＿＿、＿＿＿＿＿＿＿＿＿＿

Q.113 42歳の会社員ですが、会社の同僚と飲酒後、帰宅して風呂に入ったとたんに脈が速くなり、あわてて風呂から出てシャワーを浴びたところ、急に脈が正常にかえりました。
この不整脈はいったい何でしょうか？

＿＿＿＿＿＿＿＿＿＿

Q.114 55歳の会社役員ですが、15年前から高血圧を指摘されていました。しかし無症状のため、毎年の定期検診を受けたことがありません。ある日、ゴルフのコンペで胸苦しくなり、ドクターに見てもらったところ、心電図に異常を指摘されました。どんな異常が発見されたのでしょうか？

＿＿＿＿＿＿＿＿＿＿、＿＿＿＿＿＿＿＿＿＿

Q. 115 5歳の女の子ですが、生後1年で口唇にチアノーゼが表れ「ファロー四徴」と診断されました。
心電図の電気軸はどうでしょうか?

_____

Q. 116 24歳の主婦ですが、7歳のときに急性リウマチ熱に罹患しました。現在は典型的な僧帽弁狭窄であり、労作時に軽度の呼吸困難があります。この方の心電図の電気軸はどうでしょうか?

_____

Q. 117 この患者さんが突然脈の不整を訴えて受診されました。どんな不整脈が考えられるでしょうか?

_____

Q. 118 70歳の医師が、生命保険の加入時に極端に脈拍が遅いとの理由で、検査を必要として受診しました。この先生の心電図はどうでしょうか?

_____

Q. 119 72歳の男性ですが、30年間にわたる喘息があります。この方の心房は左右どちらが大きいでしょうか?

_____

Q. 120 12歳の女子ですが、運動をすると必ず頻拍発作を起こします。
心電図は安静時でも異常波形を示しています。どんな心電図異常が考えられますか?

_____

SELF ASSESSMENT セルフ・アセスメント④

以下の心電図の心電図診断を（　）内に記入してください。

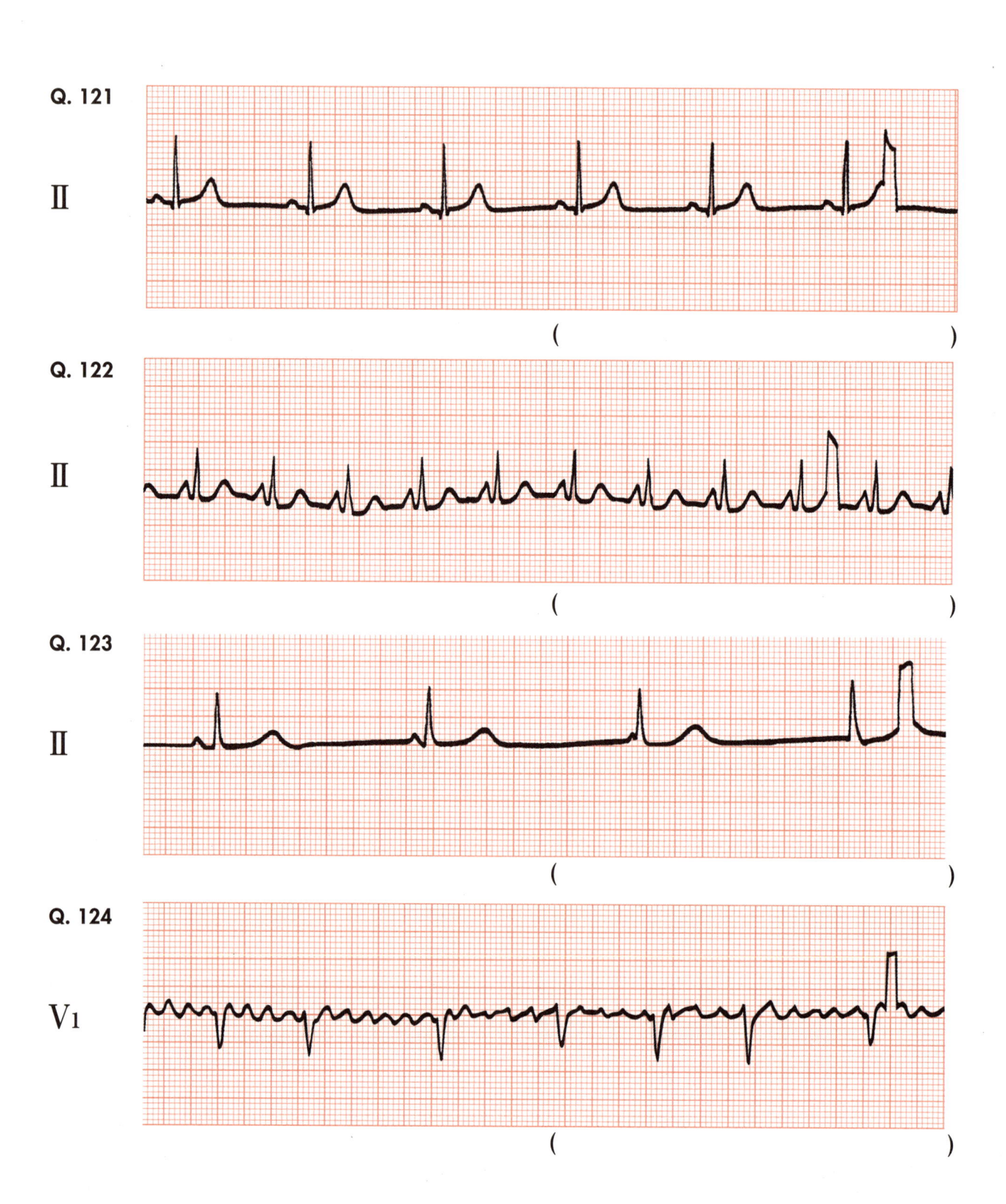

Q. 121

II

（　　　　　　　　　　　　）

Q. 122

II

（　　　　　　　　　　　　）

Q. 123

II

（　　　　　　　　　　　　）

Q. 124

V₁

（　　　　　　　　　　　　）

Q. 125
II
(   )

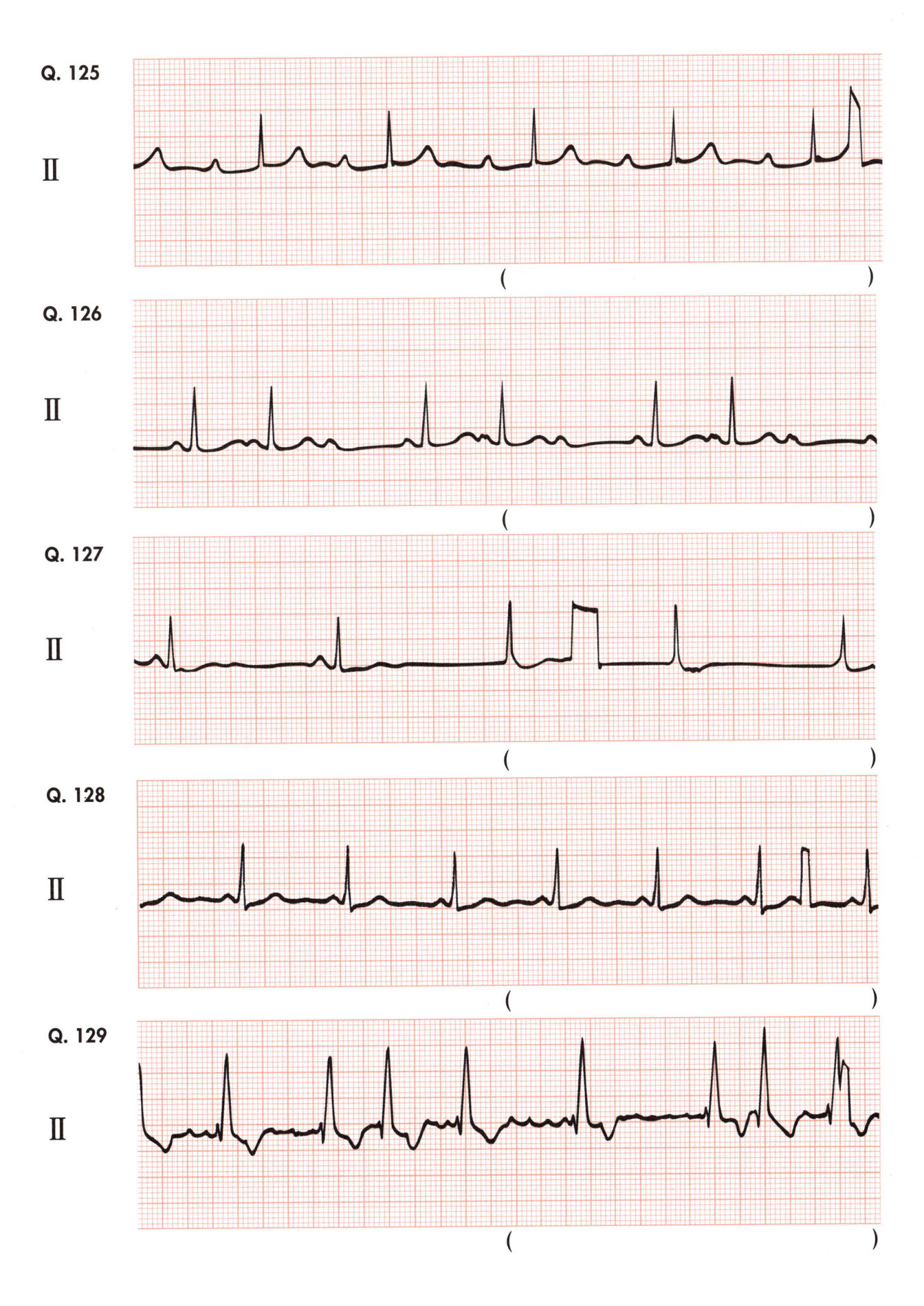

Q. 126
II
(   )

Q. 127
II
(   )

Q. 128
II
(   )

Q. 129
II
(   )

Q. 130
II
(   )

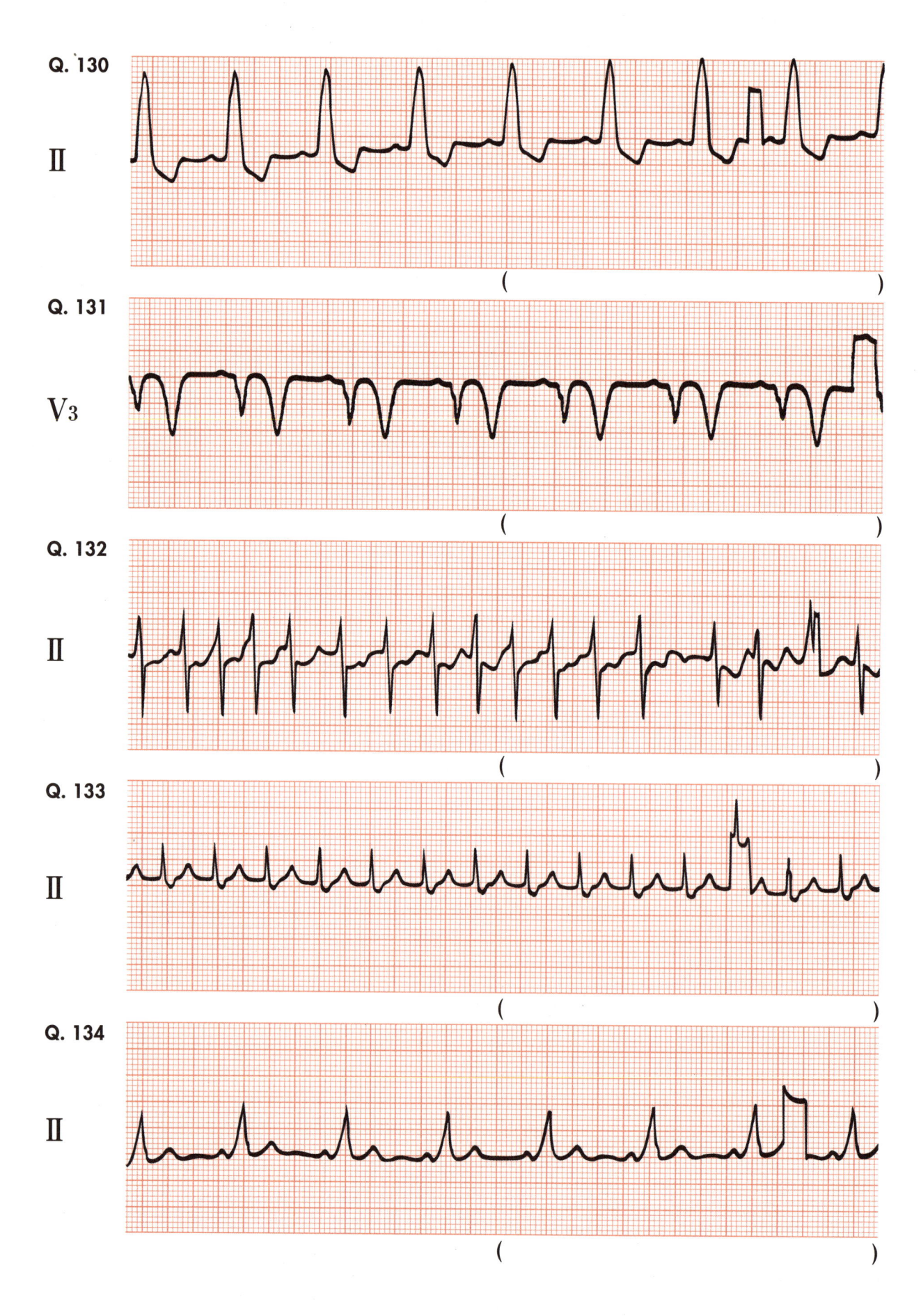

Q. 131
V₃
(   )

Q. 132
II
(   )

Q. 133
II
(   )

Q. 134
II
(   )

PAGE-136●続・やってみようよ！心電図

Q. 135

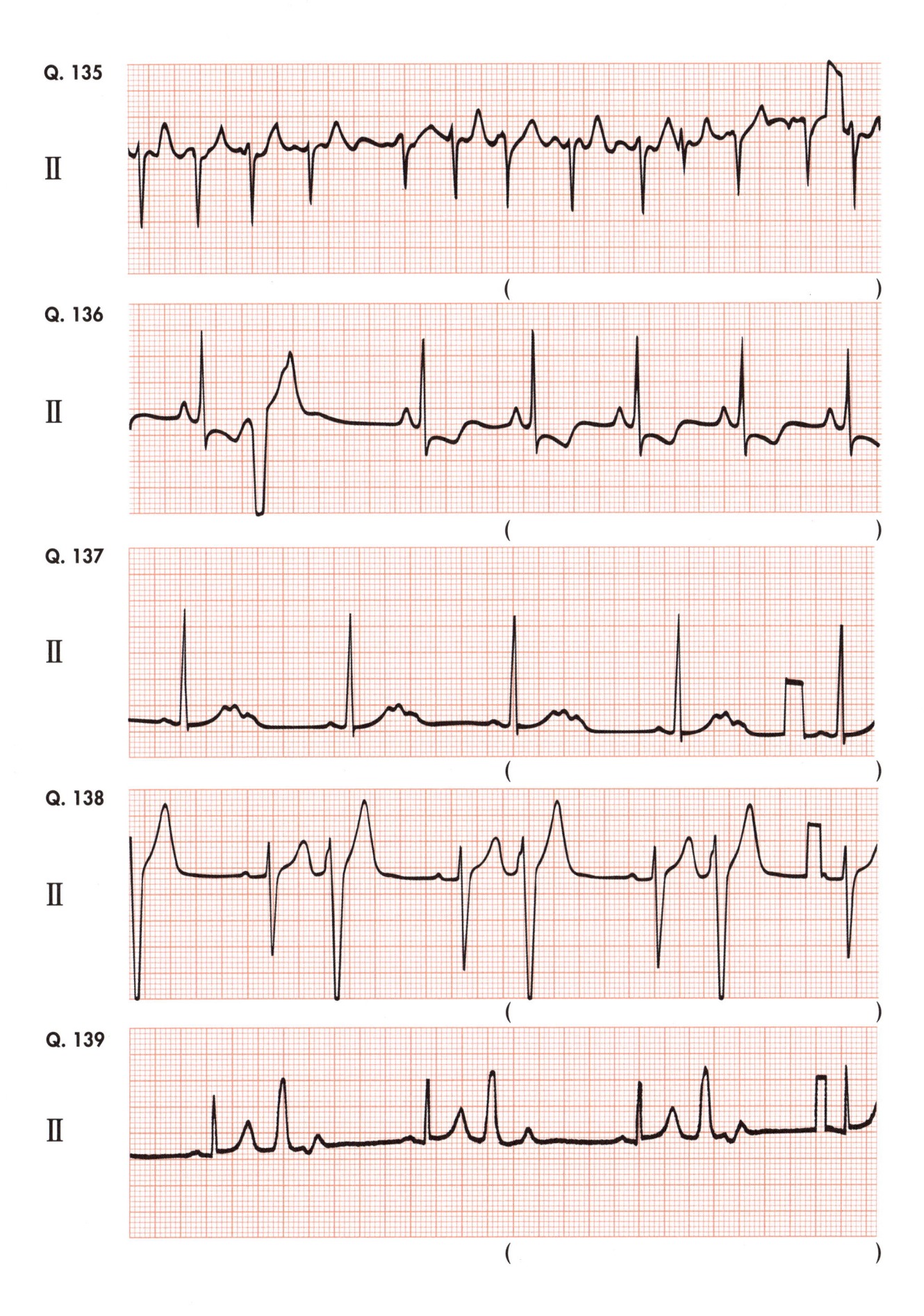

II

(　　　　　　　　　　　　　　　　　　)

Q. 136

II

(　　　　　　　　　　　　　　　　　　)

Q. 137

II

(　　　　　　　　　　　　　　　　　　)

Q. 138

II

(　　　　　　　　　　　　　　　　　　)

Q. 139

II

(　　　　　　　　　　　　　　　　　　)

Q. 140

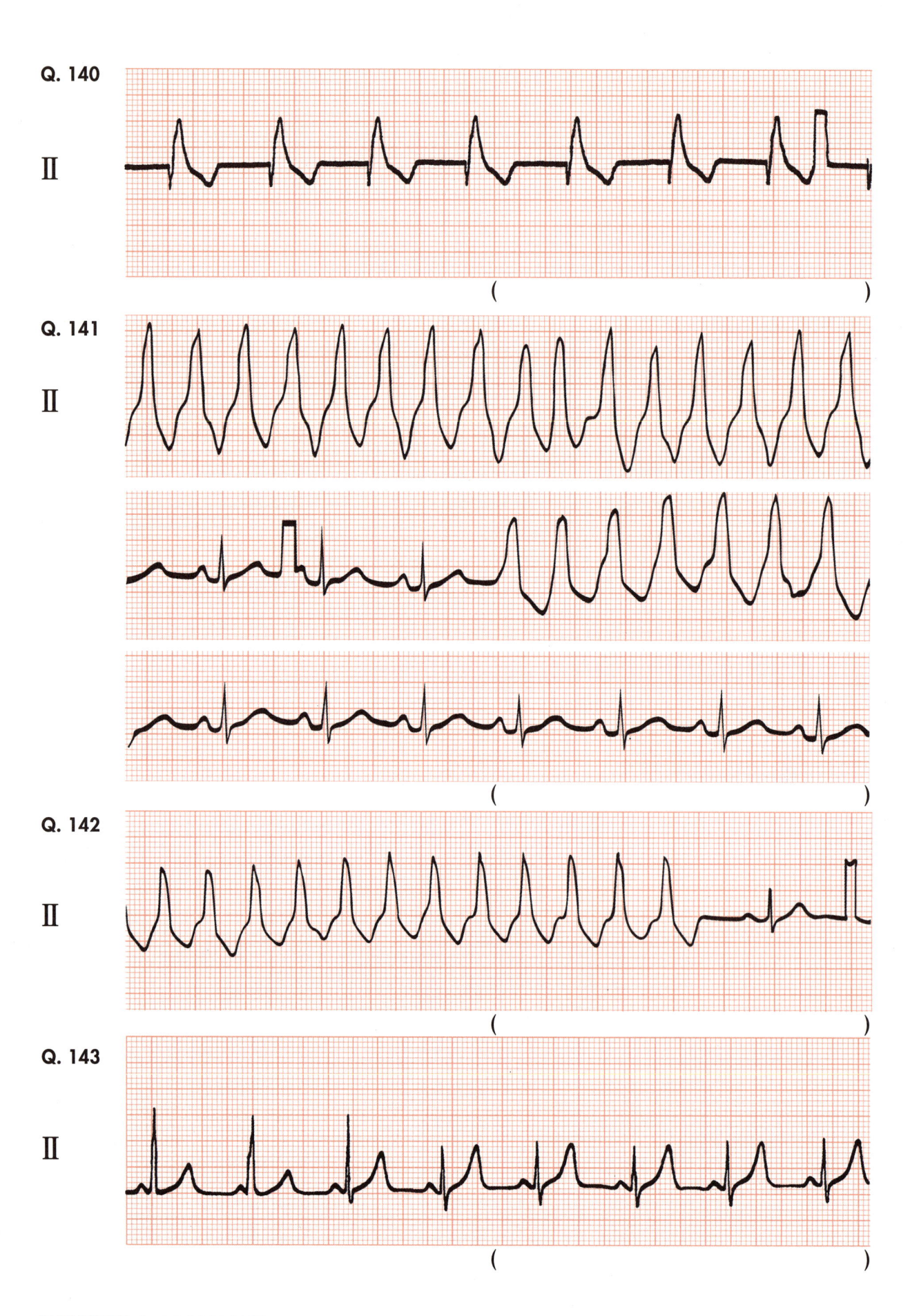

II

(　　　　　　　　　　　　　　　　　　　　　）

Q. 141

II

(　　　　　　　　　　　　　　　　　　　　　）

Q. 142

II

(　　　　　　　　　　　　　　　　　　　　　）

Q. 143

II

(　　　　　　　　　　　　　　　　　　　　　）

PAGE-138●続・やってみようよ！心電図

Q. 144

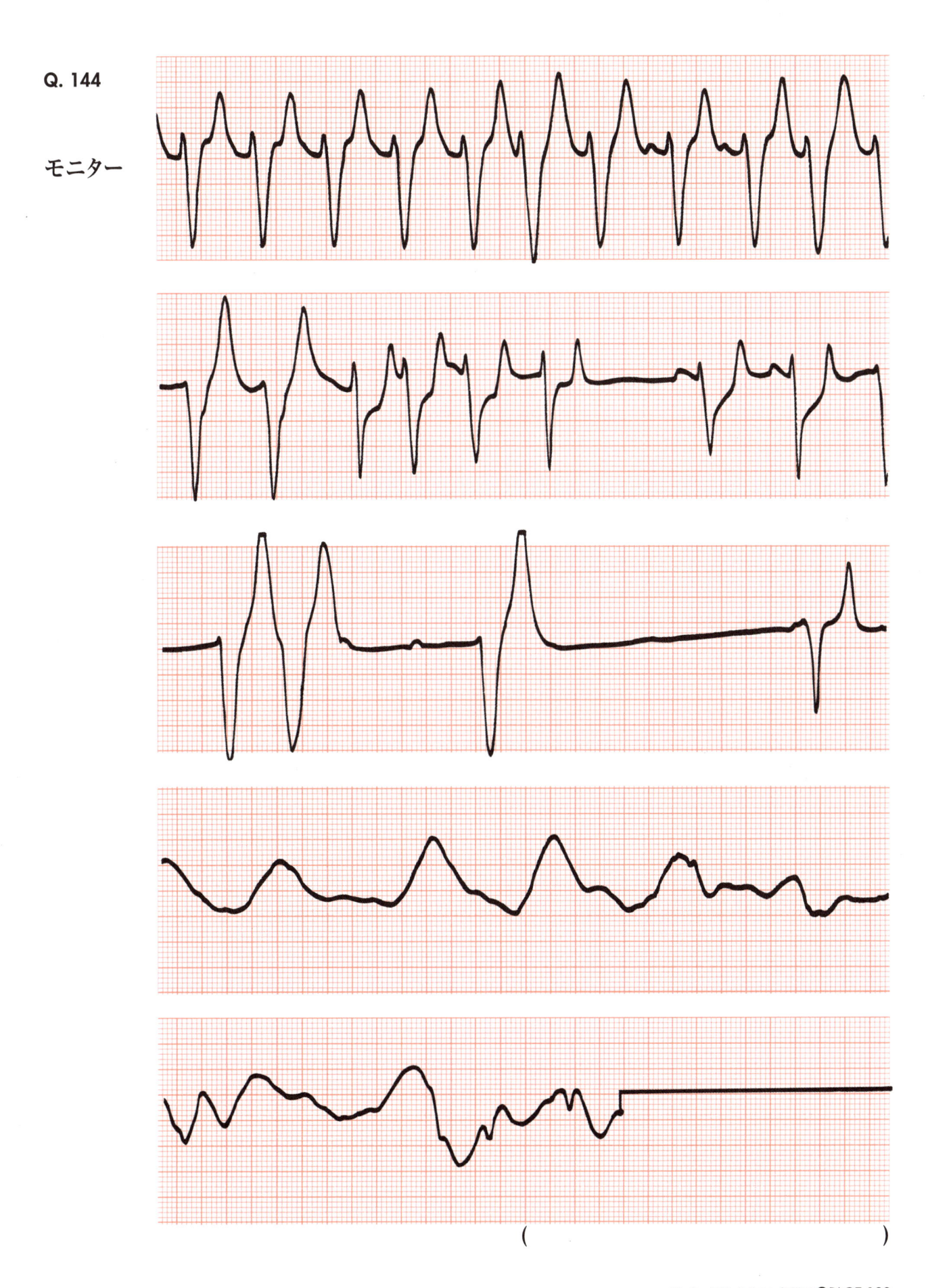

モニター

(　　　　　　　　　　　　　　　　　)

セルフ・アセスメント⑤

下線部にあてはまる適当な言葉を記入してください。

Q. 145 虚血性心疾患とは、心筋の酸素消費量と冠血流量の_____によって心筋に十分な血液の供給ができなくなった状態（虚血状態）をいいます。

Q. 146 虚血性心疾患は、臨床的に①心筋虚血、②_____、③心筋梗塞に分類することができます。

Q. 147 狭心症は、臨床的に①不安定型と②_____に二大別されています。

Q. 148 また、1979年にWHOによって提唱された虚血性心疾患の名称の変更によって、狭心症は①労作狭心症（a.新規労作狭心症、b.安定型労作狭心症、c.進行型労作狭心症）と、②_____（安静狭心症）に分類されるようになりました。

Q. 149 最近は不安定狭心症と、急性心筋梗塞および心臓性突然死を_____と呼ぶようになりました。

Q. 150 心筋の虚血が一時的に起こったものを_____と考えることができます。

Q. 151 冠動脈狭窄が約_____％以上に進展しなければ狭心症の発作は起こりません。

Q. 152 心筋梗塞は冠血流が_____に途絶した際に起こってくる心筋の壊死をいいます。

Q. 153 心筋の虚血現象は必ず_____から起こってきます。これは、①心内膜側への冠血流の灌流が、冠動脈の起始部から一番遠いためと、②心室内圧が高いために壁張力が大きくなると、冠動脈の末梢部分を圧迫するためです。

Q. 154 心筋の虚血によって、そこから_____が発生します。

Q.155 心電図上、ST部分が低下して見えるのは、心筋の内側から＿＿＿＿＿＿＿＿＿＿に向かって傷害電流が流れるためです。

Q.156 心電図上、ST部分が上昇して見えるのは、冠動脈の＿＿＿＿＿＿＿＿によって起こってくると考えられますが、この際、傷害電流は心筋の外側から＿＿＿＿＿＿に向かって流れます。

Q.157 狭心症発作の最中の心電図は＿＿＿＿部分の下降と＿＿＿＿波の逆転が見られます。

Q.158 心筋傷害が起こったことを＿＿＿＿＿＿＿＿＿＿と呼んでいます。

Q.159 運動負荷心電図でST部分が＿＿＿＿mV以上低下した場合は、心筋虚血の存在することは明らかです。

Q.160 ST部分の下降には3つの型があり、①初期下降型（J型＝junctional）、②＿＿＿＿＿＿＿＿（H型＝horizontal）、③＿＿＿＿＿＿＿＿＿＿（S型＝sagging）があります。

Q.161 心筋梗塞の心電図の特徴は①ST部分の上昇、②＿＿＿＿＿＿＿＿＿、③T波の陰性化です。

Q.162 超急性期の心筋梗塞（発作直後から2～3時間）ではST部分の＿＿＿＿＿＿＿＿＿＿＿＿（S波がなく、R波の終末部からT波にかけて直線的な立ち上がりの波形を示す）が見られるだけです。

Q.163 急性期の心筋梗塞（発作後数時間）では、ST部分の＿＿＿＿＿＿が見られます。

Q.164 心筋梗塞の発作後、約12時間で＿＿＿＿＿＿＿＿が出現します。

Q.165 異常Q波は、幅が0.04秒以上、またはQ／R比が＿＿＿／＿＿＿以上となります。

Q.166 T波の陰性化が表れるのは、発作直後から＿＿＿＿＿＿＿＿の間です。

Q.167 心筋梗塞の慢性化は、約＿＿＿か月以上をいいますが、ST部分はほとんど＿＿＿＿＿＿に復帰します。

Q. 168　冠性T波も約3か月から_____年のうちに正常に復帰します。

Q. 169　ST部分が1か月以上も上昇したまま残る場合_____を疑います。

Q. 170　安静時に陰性T波を示している患者が、狭心症発作でST上昇とT波の陽性化を示す場合は_____を考えます。

Q. 171　自発狭心症（安静時狭心症）は、「_____」（circadian rhythm）と密接な関係があり、_____や早朝時に発作が起こります。

Q. 172　自発狭心症の発作の原因は、冠動脈の_____（spasm）によると考えられています。

Q. 173　リウマチ性心疾患では急性期の変化として、心電図上_____間隔の延長が見られます。

Q. 174　慢性期のリウマチ性心疾患でよく見られる心電図変化は_____です。これは僧帽弁疾患による_____の亢進によるものです。

Q. 175　僧帽弁狭窄の病理的変化に一致して心電図上_____が、第_____誘導と胸部誘導の_____に見られます。

Q. 176　僧帽弁狭窄の心電図所見は_____であり、電気軸は_____となります。

Q. 177　僧帽弁閉鎖不全の心電図変化は、_____と、左室肥大です。

Q. 178　これら、心電図の変化は胸部レントゲン写真よりも_____。

Q. 179　大動脈弁閉鎖不全と僧帽弁閉鎖不全はともに_____（容量負荷＝流入負荷）ですが、_____のほうが著明な_____を示します。

Q. 180　大動脈弁閉鎖不全の心電図変化はV₅およびV₆において、＿＿＿＿＿部分の上昇と陽性T波です。

Q. 181　大動脈弁狭窄の心電図変化は、高血圧と同じくST部分の＿＿＿＿とT波の陰性化が＿＿＿＿＿＿とともに見られます。これは、＿＿＿＿＿＿＿（圧力負荷＝流出負荷）によるためです。

Q. 182　電解質障害が臨床的にもっともよく見られるのは＿＿＿＿＿＿＿＿＿＿＿＿＿です。

Q. 183　高カリウム血症の心電図上の特徴は＿＿＿＿＿間隔の延長とU波の増高により、U波がT波の＿＿＿＿＿／＿＿＿＿＿を超えるようになります。

Q. 184　低カリウム血症はループ利尿剤（フロセマイド等）により起こりますが、心電図上の特徴は＿＿＿＿＿間隔の延長と＿＿＿＿波がT波の１／２以上の高さになることです。

Q. 185　高カルシウム血症の心電図上の特徴は＿＿＿＿＿間隔も短く、＿＿＿＿＿波が尖鋭化することです。

Q. 186　低カルシウム血症では、QT間隔が＿＿＿＿＿なり、ST部分が＿＿＿＿＿＿＿＿＿＿。

Q. 187　心電図は心臓病の＿＿＿＿＿診断には不可欠のものであり、＿＿＿＿＿＿＿＿＿検査法のひとつとして今日でも最重要のものです。

Q. 188　心電図は心臓の＿＿＿＿＿＿＿＿＿＿＿＿変化を見ることによって心臓の機能を間接的に評価しています。

Q. 189　臨床に使われる心疾患の＿＿＿＿＿＿＿＿の効果判定にも心電図は使われています。

Q. 190　モニターに現れる心電図変化から＿＿＿＿や＿＿＿＿における患者の心臓の状態を知ることができます。

Q. 191　心電図は心臓という臓器の発する＿＿＿＿＿＿＿＿＿＿（organ language）を電気的に表したものと考えられます。

セルフ・アセスメント 解答

セルフ・アセスメント①

- Q.001 電気(生理)的
- Q.002 機械(解剖)的
- Q.003 生理的、一致しません
- Q.004 回復、(再分極)、体表面
- Q.005 アイントーフェン(Einthoven)
- Q.006 50
- Q.007 50
- Q.008 右心室
- Q.009 右心房、V_1
- Q.010 左心房、V_1、Ⅱ
- Q.011 −、(マイナス)
- Q.012 30、10、3、陰性
- Q.013 透過性、ナトリウムイオン
- Q.014 0
- Q.015 活動状態、陽性
- Q.016 流入、1、R
- Q.017 細胞内、2、カリウム、細胞内
- Q.018 細胞内、3、T
- Q.019 細胞内、ナトリウムイオン、カルシウム、4、基線(T-P)
- Q.020 洞結節
- Q.021 50、100
- Q.022 自働性、刺激伝導系
- Q.023 心房内伝導路(結節内伝導路)、ヒス束、左脚前枝、右脚、心筋
- Q.024 ヒス束、PR(PQ)
- Q.025 心房、0.09〜0.11
- Q.026 P、右心房
- Q.027 PR(Q)、心室中隔上部
- Q.028 短絡路
- Q.029 W.P.W.
- Q.030 心室中隔、1/4、心筋梗塞
- Q.031 心室
- Q.032 両心室
- Q.033 伝導遅延
- Q.034 基線、心筋虚血
- Q.035 再分極、2/3、1/3
- Q.036 右心室、1/8〜1/2
- Q.037 QT
- Q.038 伝導時間、強い
- Q.039 心筋の収縮力

セルフ・アセスメント②

- Q.040 電気生理的、つきません、不整脈、虚血性心疾患、亢進、心筋障害、薬剤
- Q.041 Ⅱ、Ⅲ、aV_L、aV_F、V_6、6
- Q.042 ウイルソン(Wilson)
- Q.043 左手、左足、左足、右手、左手、左足

Q.044	aV_L、aV_F
Q.045	augumented vector left augumented vector foot
Q.046	4、1〜2
Q.047	+（プラス）
Q.048	前後
Q.049	上下
Q.050	アース、赤、黄、緑、軽く、適温、筋電図、較正曲線、1、必ず、末端、吸引式、胸部誘導、スイッチ
Q.051	4、左、5、中、中
Q.052	心室調律（ventricular rhythm）
Q.053	洞結節（sinus node）、伝導障害
Q.054	洞徐脈、迷走神経刺激
Q.055	洞頻脈、交感神経刺激、運動、妊娠
Q.056	刺激伝導系、心筋の不応期
Q.057	P、房室接合部
Q.058	P-P、R-R
Q.059	P
Q.060	II、V_1
Q.061	右心房、左心房
Q.062	右（心）房、左（心）房
Q.063	0.09〜0.11、2.5
Q.064	意味があります
Q.065	右房拡大
Q.066	波高
Q.067	心房中隔欠損
Q.068	変化します
Q.069	僧帽弁狭窄
Q.070	僧帽弁狭窄
Q.071	右心房下部
Q.072	移動ペースメーカー
Q.073	心房細動
Q.074	心房粗動
Q.075	HV（His' bundle-ventricle）
Q.076	I、急性リウマチ熱、ジギタリス効果
Q.077	II、Wenckebach
Q.078	III、心筋症、家族性
Q.079	心房期外収縮、心房細動
Q.080	緊急治療

セルフ・アセスメント③

Q.081	自働性
Q.082	ヒス束、4
Q.083	房室接合部、発作性頻拍
Q.084	再進入（re-entry）
Q.085	発作性頻拍
Q.086	規則性、QRS群
Q.087	右脚ブロック
Q.088	悪く、後枝ブロック （posterior hemi-block）
Q.089	前枝ブロック
Q.090	動脈硬化性変化
Q.091	先天性素因、良好
Q.092	心房中隔欠損、拡張期

Q.093	正常心、要しません	Q.119	右房
Q.094	左室性、動悸	Q.120	W.P.W.症候群
Q.095	5〜6、R-on-T、虚血性		
Q.096	右室肥大、左室肥大		**セルフ・アセスメント④**
Q.097	僧帽弁閉鎖不全、肥大型心筋症、動脈管開存	Q.121	正常心電図
Q.098	ファロー四徴、三尖弁閉鎖不全、僧帽弁狭窄	Q.122	①洞頻拍　②肺高血圧（右房拡大）
Q.099	Sokolow-Lyon、26、35、11、16	Q.123	洞房ブロック、房室接合部性補充収縮
Q.100	拡張期負荷	Q.124	心房細動
Q.101	高血圧性心疾患、上昇、尖鋭化、大動脈弁閉鎖不全	Q.125	第Ⅰ度房室ブロック
Q.102	水平軸	Q.126	第Ⅱ度房室ブロック（MobitzⅡ型）
Q.103	前後軸	Q.127	洞停止、房室接合部性補充収縮（洞不全症候群）
Q.104	0〜90	Q.128	L-G-L症候群
Q.105	左軸偏位、右軸偏位	Q.129	①心房細動　②完全右脚ブロック
Q.106	30、心筋梗塞	Q.130	完全左脚ブロック
Q.107	110、僧帽弁狭窄	Q.131	陳旧性前壁中隔心筋梗塞
Q.108	房室間短絡路	Q.132	頻脈性心房細動
Q.109	洞不整脈	Q.133	上室性頻拍（接合部性）
Q.110	心室期外収縮	Q.134	W-P-W症候群
Q.111	洞頻脈	Q.135	頻脈性心房細動
Q.112	心房細動、甲状腺機能亢進	Q.136	①肺高血圧　②左室収縮期負荷　③心室期外収縮
Q.113	発作性心房頻拍	Q.137	①第Ⅱ度房室ブロック（MobitzⅡ型）　②キニジン効果
Q.114	左室肥大、陰性T波		
Q.115	右軸	Q.138	心室期外収縮（二段脈）
Q.116	右軸	Q.139	心室期外収縮（二段脈）
Q.117	心房細動	Q.140	人工ペースメーカー・リズム（75回／分）
Q.118	洞徐脈	Q.141	①心室頻拍　②正常洞リズム（キニジン効果）

Q.142 一過性心室頻拍（ショートラン）

Q.143 一過性W.P.W.症候群

Q.144 死戦期心電図（心室リズム→高カリウム血症→体外心マッサージ→心停止）

セルフ・アセスメント⑤

Q.145 アンバランス

Q.146 狭心症

Q.147 安定型

Q.148 自発狭心症

Q.149 急性冠動脈症候群（acute coronary syndrome）

Q.150 狭心症

Q.151 50

Q.152 永久的

Q.153 内側（心内膜側）

Q.154 傷害電流

Q.155 外側（心外膜側）

Q.156 完全閉塞、内側

Q.157 ST、T

Q.158 心筋の虚血状態

Q.159 0.1

Q.160 中間型下降、終末期下降型

Q.161 異常Q波

Q.162 high take off

Q.163 上昇

Q.164 異常Q波

Q.165 1／4

Q.166 2〜7日

Q.167 1、基線

Q.168 1

Q.169 心室瘤

Q.170 自発狭心症

Q.171 生体のリズム、夜間

Q.172 れん縮

Q.173 PR

Q.174 心房細動、左房圧

Q.175 二峰性または二相性P波、II、V_1

Q.176 右室肥大、右軸偏位

Q.177 左房拡大

Q.178 先に出ます

Q.179 前負荷、大動脈弁閉鎖不全、左室肥大

Q.180 ST

Q.181 下降、左室肥大、後負荷

Q.182 高カリウム血症

Q.183 PR、1／2

Q.184 QT、U

Q.185 QT、T

Q.186 長く、延長します

Q.187 総合、非観血的

Q.188 電気生理学的

Q.189 治療薬剤

Q.190 CCU、ICU

Q.191 臓器語

あとがき

　皆さん、「続・やってみようよ！ 心電図」をここまで読んで、どう思われましたか？ おそらく今までの心電図の教科書とは随分違った印象をお持ちになったことでしょう。

　昨年10月に「やってみようよ！ 心電図」を出版してから、ちょうど1年目になります。出版するや全国の読者の方々から、たくさんのコメントや、読書後の感想文をいただきました。その中には、私の心電図の読み方や、それぞれの症例に対してどんな治療や処方をしたのかを知りたいという希望が多かったのです。

　株式会社インターメディカの赤土正幸社長からも「ぜひ、続編を書いていただけませんか」と依頼の言葉をいただきました。何とか前回の「やってみようよ！ 心電図」の雰囲気を生かして、少し違った角度から「どうして読むのか（how）」、「なぜ、そうなるのか（why）」、そして「診断はなに？ そして治療は？（what）」について、私の考え方を書いてみることにしました。こうしてできあがったのが「続・やってみようよ！ 心電図」です。

　私がクリニックを設立してから満34年がたちましたが、その間、すべての患者さんを自分ひとりで診察し、また心電図も読んできました。全国で多くの方々も私と同じように毎日、心電図を読んでおられると思うのです。

　このシリーズは、そういった意味でだれもが経験する循環器疾患の外来で遭遇する症例を取り上げて、心電図に親しみを持っていただけるように、やさしく解説したつもりです。

　心電図の理解でいちばん難しく考えられているのは、細胞の活動電位ではないでしょうか？ 一心拍ごとに繰り返される心臓の電気生理学的な言葉「臓器語」（organ language）を記録したものが、心電図なのです。心電図を理解する方法は語学の勉強に似ています。毎日1枚でも結構ですから、きちんと正確に読み（how）、なぜその診断になったか（why）を、そして考えられる臨床診断は何か、どんな治療が必要か（what）を考えていく訓練をしていくことです。

　この本に登場する多くの症例は、私にとって忘れることのできない貴重な体験であり、病歴を通して臨床心臓病学のすばらしさを教えられました。

　読者の方々もどうか日々の臨床の現場で、心電図に興味を持って自分のペースで読んでいく習慣を身につけてください。自動心電計から送り出されてくる診断に頼らないことが、心電図をマスターする唯一の方法なのです。本書の出版にあたって、ご尽力くださった株式会社インターメディカの赤土正幸社長と、献身的な努力で本書の編集を引き受けていただいた小沢ひとみさんに心から感謝をいたします。

　では、皆さんも私といっしょに毎日、心電図を読んでみませんか？

2003年秋　　著者

参 考 図 書 ほ か

このまったく新しいスタイルの本をお読みになった感想はいかがですか？ここで、心電図をもっとよく理解するために、読んでおかれるとよいと思われる参考図書などをいくつかご紹介しておきましょう。

●

1) 髙階經和：やってみようよ! 心電図, インターメディカ, 2002.

2) 髙階經和：心電図を学ぶ人のために（第3版8刷）, 医学書院, 2002.

3) 髙階經和：心電図を中心とした心臓病患者のみかた（CD-ROM3枚）日本語版および英語版・テキスト付, ジェックス, 2002.

4) 高階經和：「イチロー」で学ぶ心臓病患者のベッドサイド診察法, ジェックス, 1998.

5) 高階經和, 安藤博信：心臓病患者へのアプローチ（第4版）, 医学書院, 1996.

6) 前田如矢, 石川恭三, 高階經和：心電図マニュアル, 中外医学社, 1979.

7) Constant J, 広沢弘七郎ほか監訳：ベッドサイドの心臓病学, 南江堂, 1979.

8) Rowlands, DJ：Understanding Electrocardiography (Section 1, 2 & 3), Imperial Chemical Industries PLC, 1987.

9) Dubin D, 宮下英夫訳：図解心電図テキスト, 文光堂, 1976.

10) Burch GE & Winsor T：A Primer of Electrocardiography Lea & Febigar, 1971.

11) Erik S & Bjarne S, 杉本恒明, 松尾博司監訳:
A Clinical Electrocardiographic Guide, Fachmed AG & Verlag für Fachmedien, 1984.

ジェックス（社団法人臨床心臓病学教育研究会）
ホームページ　http://home.inet-osaka.or.jp/~jeccs/
E-mail　jeccs@mbox.inet-osaka.or.jp

著者のメールアドレス　takashina@mqb.biglobe.ne.jp

著者略歴

髙階經和(たかしな・つねかず)

昭和29年	神戸医科大学卒業
昭和33年	米国チュレーン大学内科留学
昭和34年	大阪大学医学部にて医学博士の称号を授与される
昭和37年	淀川キリスト教病院循環器科医長
昭和43年	神戸大学医学部講師(〜昭和60年)
昭和44年	髙階クリニック設立(〜平成13年)
昭和46年	米国チュレーン大学客員教授
昭和55年	米国心臓病学会会員
昭和56年	大阪府医師会より長年にわたる地区医師会員に対する臨床心臓病学の教育活動が認められ、学術優秀賞を授与される
昭和57年	米国チュレーン大学客員教授
昭和59年	米国マイアミ大学医学部客員教授
昭和60年	大阪大学歯学部麻酔科講師(臨床心臓病学)
昭和60年	社団法人臨床心臓病学教育研究会を発足し、会長に就任(〜現在)
昭和60年	米国心臓病協会国際評議員
平成12年	米国アリゾナ大学医学部客員教授
平成13年	医療法人仙養会 髙階国際クリニック院長

続・やってみようよ！心電図 診断へのプロセスがよくわかる！
2003年11月5日　初版第1刷発行
2008年 8月1日　初版第3刷発行

[著　者]　髙階經和
[発行者]　赤土正幸
[発行所]　株式会社インターメディカ
　　　　　〒102-0072
　　　　　東京都千代田区飯田橋2-14-2
　　　　　TEL　03-3234-9559
　　　　　FAX　03-3239-3066
　　　　　ホームページ　http://www.intermedica.co.jp
[印　刷]　凸版印刷株式会社

編集／小沢 ひとみ
ブックデザイン／荻野 寬
イラスト・DTP／半田 勉

ISBN978-4-89996-092-8　C3047
定価はカバーに表示してあります。